国家卫生健康委员会"十四五"规划教材

全国高等学校配套教材

供本科护理学类专业用

急危重症护理学
实践与学习指导

主　编　金静芬　桂　莉

副主编　李文涛　黄素芳　成守珍

编　者　（以姓氏笔画为序）

王　飒（浙江大学医学院附属第二医院）　　　李文涛（大连大学护理学院）

王毅欣（海军军医大学护理系）　　　　　　　李晓波（中国医科大学附属第一医院）

尹　磊（青岛大学附属医院）　　　　　　　　张　华（海南医学院国际护理学院）

甘秀妮（重庆医科大学附属第二医院）　　　　金静芬（浙江大学医学院附属第二医院）

田永明（四川大学华西医院）　　　　　　　　周　敏（山东大学齐鲁医院）

邢唯杰（复旦大学护理学院）　　　　　　　　胡化刚（苏州大学护理学院）

成守珍（中山大学附属第一医院）　　　　　　桂　莉（海军军医大学护理系）

刘雪松（哈尔滨医科大学附属第二医院）　　　高明榕（中山大学附属第一医院）

孙　莉（大连医科大学附属第一医院）　　　　黄素芳（华中科技大学同济医学院附属同济医院）

李　丽（中南大学湘雅医院）　　　　　　　　樊　落（兰州大学第一医院）

U0285140

人民卫生出版社

·北京·

图书在版编目（CIP）数据

急危重症护理学实践与学习指导 / 金静芬，桂莉主编 . —北京：人民卫生出版社，2023.7（2024.3重印）

ISBN 978-7-117-34824-9

Ⅰ. ①急… Ⅱ. ①金… ②桂… Ⅲ. ①急性病–护理学–高等学校–教学参考资料②险症–护理学–高等学校–教学参考资料 Ⅳ. ①R472.2

中国国家版本馆 CIP 数据核字（2023）第 094040 号

| 人卫智网 | www.ipmph.com | 医学教育、学术、考试、健康，购书智慧智能综合服务平台 |
| 人卫官网 | www.pmph.com | 人卫官方资讯发布平台 |

急危重症护理学实践与学习指导
Jiweizhongzheng Hulixue Shijian yu Xuexi Zhidao

主　　编：金静芬　桂　莉
出版发行：人民卫生出版社（中继线 010-59780011）
地　　址：北京市朝阳区潘家园南里 19 号
邮　　编：100021
E - mail：pmph @ pmph.com
购书热线：010-59787592　010-59787584　010-65264830
印　　刷：廊坊十环印刷有限公司
经　　销：新华书店
开　　本：850×1168　1/16　印张：7
字　　数：217 千字
版　　次：2023 年 7 月第 1 版
印　　次：2024 年 3 月第 3 次印刷
标准书号：ISBN 978-7-117-34824-9
定　　价：35.00 元

打击盗版举报电话：010-59787491　E-mail：WQ @ pmph.com
质量问题联系电话：010-59787234　E-mail：zhiliang @ pmph.com
数字融合服务电话：4001118166　E-mail：zengzhi @ pmph.com

前　言

　　《急危重症护理学实践与学习指导》是主教材《急危重症护理学》(第5版)的配套教材。急危重症护理学是一门对综合素质要求较高的临床课程,要求学生不仅对理论有深刻的理解与认识,在实践上,也需要对院前急救、院内急诊、院内重症以及灾害等有更直观的学习。本教材参考国内外急危重症护理的最新理论和技术进展,以编者丰富的临床与教学经验为基础,以加深学生对急救医疗服务体系各个环节重点、难点的印象,树立良好的急救意识,培养系统的急救思维为主要目标。

　　本教材包括急危重症护理学实践指导和急危重症护理学学习指导两个部分。第一部分对急危重症主要实践环节中教学地点、参考学时、教学目标、教学内容和教学评价做出建议;第二部分对各章节重点、难点进行解析,通过课后习题的方式帮助学生强化知识点,提高学习效率。本教材主要供全国高等医药院校本科护理学类专业使用,也可供在职相关专业护理人员参考。

　　在教材的筹划、编写、审校等过程中,全体编者出谋划策,编写团队精诚合作,精益求精,对书稿内容反复斟酌和完善,在此对全体编者表示感谢!本次编写也得到了编者所在单位领导和专家的鼓励与支持,在此表示深深的感谢!由于时间紧迫、编著水平有限,本教材难免有疏漏及不妥之处,恳请广大读者不吝指正。

金静芬　桂　莉

2023年2月

目录

第一部分

急危重症护理学实践指导

实践指导一　院 前 急 救

【教学地点】

院前急救中心或急救站。

【参考学时】

4学时。

【教学目标】

知识目标：

1. 掌握院前急救的概念、特点、任务和救治原则。

2. 掌握院前急救的工作程序和质量标准。

3. 熟悉我国院前急救模式和院前急救质量管理要素。

4. 了解提高院前急救质量的措施。

5. 了解徒手开放气道、口咽通气管置入术、鼻咽通气管置入术、喉罩置入术、环甲膜切开术、环甲膜穿刺术、气管插管术、腹部冲击法（Heimlich手法）、胸膜腔穿刺减压术、骨内输液术等。

能力目标：

1. 能运用院前急救工作程序开展急救工作。

2. 能根据院前急救质量管理标准开展院前急救质量控制工作。

素质目标：

具备从事院前急救护理工作所需的应急应变与团队协作的职业素质和职业精神。

【教学内容】

急救医疗服务体系的组成；院前急救的任务及工作程序；院前急救质量管理标准与措施；基础气道/呼吸管理技术；高级气道/呼吸管理技术；循环支持技术。

【教学评价】

评价学生对院前急救工作流程、质量管理的理解与运用。

（甘秀妮　李晓波）

实践指导二　医院急诊科救护

【教学地点】

医院急诊科或模拟实验室。

【参考学时】

6~8 学时。

【教学目标】

知识目标：

1. 掌握医院急诊科、急救绿色通道、急诊护理预案、急诊预检分诊的概念。

2. 熟悉医院急诊科的主要任务、急诊科运行模式和病种范围、急诊护理工作流程要点、急救绿色通道救治范围。

3. 熟悉急诊科的布局及急救仪器、药品、护理技能。

4. 熟悉预检分诊原则与流程。

能力目标：

1. 能运用急诊护理工作程序开展急救工作。

2. 能在急危重症护理实践中理解和运用护理应急预案。

3. 能应用急诊预检分诊标准及流程进行预检分诊。

素质目标：

具备良好的职业道德和职业信仰，培养良好的心理素质。

【教学内容】

1. 到教学医院的急诊科现场了解急诊科的总体布局和区域布局要求，以及人员、设施、仪器设备和药品的配备要求。

2. 急诊预检分诊流程的实施。

3. 急诊护理流程的实施。

4. 急救绿色通道及常见急诊护理应急预案的实施。

5. 常见急救技能实践指导，如心肺复苏术、电除颤、口咽通气管、球囊面罩通气等，在教学模型人上进行操作演示、练习，强调操作要点，熟悉操作流程。

【教学评价】

1. 采用现场提问的方式评价相关理论的掌握情况。

2. 采用演示、考核、互评、小结的方式进行急救技能的评价。

（黄素芳　金静芬）

实践指导三　重 症 监 护

【教学地点】

医院重症监护室（ICU）。

【参考学时】

3 学时。

【教学目标】

知识目标：

1. 掌握 ICU 患者转运。

2. 掌握呼吸机相关性肺炎（VAP）、导管相关血流感染（CRBSI）、导管相关泌尿系感染（CAUTI）、多重耐药菌（MDRO）的概念、预防与护理。

3. 熟悉 VAP、CRBSI、CAUTI、MDRO 的病情评估。

4. 掌握 ICU 的概念、分类、收治范围。

5. 熟悉 ICU 的设置、组织领导、管理制度、分级监护和质量指标管理。

6. 了解 VAP、CRBSI、CAUTI、MDRO 的病因与发病机制。

能力目标：

1. 能配合其他医务人员实施危重患者转运。

2. 能正确应用 VAP、CRBSI、CAUTI、MDRO 的预防措施。

3. 能识别 VAP、CRBSI、CAUTI、MDRO。

素质目标：

具有医院感染防护意识,体现以患者为中心的服务意识。

【教学内容】

1. ICU 概述。

2. ICU 的设置与管理。

3. ICU 患者的感染控制管理。

【教学评价】

评价学生对 ICU 的概念、ICU 的设置与管理、ICU 患者的感染控制管理等的理解和应用。

（田永明　邢唯杰）

实践指导四　灾害现场急救

【教学地点】

模拟灾害救护现场或模拟实验室。

【参考学时】

3 学时。

【教学目标】

知识目标：

1. 掌握灾害、突发公共事件、检伤分类的概念。
2. 掌握灾害现场急救检伤分类的原则、类型和标识。
3. 熟悉 START、Jump START、SALT 等检伤分类方法。
4. 了解灾害医学救援预案的编制方法。

能力目标：

1. 能及时判断伤病员伤情，运用 START、Jump START、SALT 进行伤病员的现场分类。
2. 能配合团队开展灾害现场医学救援。

素质目标：

具有灾害医学救援所需的快速反应、独立思考和团队协助的专业素质。

【教学内容】

学生分组进行模拟灾害现场成批伤病员的检伤分类、安置和急救、转送的模拟训练。具体包括按建制要求分组、建立伤病员安置点、分配职责、安排伤病员分流、建立分类区域、根据伤病员分类进行现场急救、安排转送顺序和转送工具等。

【教学评价】

评价学生对成批伤病员检伤分类的时间、准确性，对伤病员安置区域划定的合理性，以及对伤病员转送指征掌握的恰当性；评价学生对灾害现场常用急救护理技术的掌握程度；评价小组合作的协调性。

（张 华 李 丽）

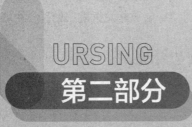

第二部分

急危重症护理学学习指导

第一章　急危重症护理学概述

【重点和难点解析】

学习重点：

1. 急危重症护理学发展过程中的代表性事件。

2. 急危重症护理能力要求。

3. 急救医疗服务体系的概念与组成。

学习难点：

1. 急危重症护理工作特点。

2. 我国急危重症护士资质认证发展趋势。

【课后复习题】

一、名词解释

1. 急危重症护理学

2. 急救医疗服务体系

二、选择题

A₁ 型题

1. 世界上第一个早产儿监护中心建立于

　　A. 芝加哥　　　　　　　　　B. 华盛顿　　　　　　　　　C. 伦敦

　　D. 墨尔本　　　　　　　　　E. 纽约

2. 20 世纪 50 年代初期北欧脊髓灰质炎大流行期间,首次被用于患者救治的仪器是

　　A. 除颤器　　　　　　　　　B. 血液透析机　　　　　　　C. 心电监护仪

　　D. 人工呼吸机　　　　　　　E. 微量注射泵

3. 1972 年,下列学科中被美国医学会正式承认为一门独立学科的是

　　A. 急诊医学　　　　　　　　B. 院前急救医学　　　　　　C. 灾害医学

　　D. 危重症医学　　　　　　　E. 急救医学

4. 我国第一张 ICU 病床建立于

    A. 复旦大学附属中山医院　　　　　　　　B. 北京协和医院

    C. 南方医科大学珠江医院　　　　　　　　D. 解放军总医院第四医学中心

    E. 四川大学华西医院

5. 在我国,急诊医学被卫生部和教育部正式承认为独立学科是在

    A. 1982 年　　　　　　　　B. 1983 年　　　　　　　　C. 1984 年

    D. 1985 年　　　　　　　　E. 1986 年

6. 我国开设第一门"急救护理学"课程的时间是

    A. 1985 年　　　　　　　　B. 1986 年　　　　　　　　C. 1987 年

    D. 1988 年　　　　　　　　E. 1989 年

三、简答题

1. 简述急危重症护理学起源过程中的几个重要阶段。

2. 简述急危重症护理工作特点。

3. 简述急危重症护理能力要求。

4. 简述美国急诊护士的资质认证条件。

【参考答案】

一、名词解释

1. 急危重症护理学是以挽救患者生命、提高抢救成功率、促进患者康复、降低伤残率、提高生命质量为目的,以现代医学科学、护理学专业理论为基础,研究急危重症患者抢救、护理和科学管理的一门综合性应用学科。

2. 急救医疗服务体系是集院前急救、院内急诊诊治、重症监护和各专科"生命绿色通道"为一体的急救网络,即院前急救负责现场急救和途中救护,医院急诊科和 ICU 负责院内救护。

二、选择题

1. A　　2. D　　3. A　　4. B　　5. B　　6. D

三、简答题

1. 急危重症护理学的起源主要经历了急救护理的建立、危重症护理的建立以及急危重症护理学的建立和发展,相对应的标志性事件有:

(1) 1853—1856 年,克里米亚战争期间,前线的英国伤病员死亡率高达 42% 以上,南丁格尔率领 38 名护士前往战地救护,使死亡率下降到 2%。随着战场救护的成功实施,急救护理得以建立。

(2) 在克里米亚战争期间救护伤病员的过程中,南丁格尔首次阐述了在医院手术室旁设立术后患者恢复病房的优点。1923 年,美国约翰·霍普金斯医院建立了神经外科术后病房。1927 年,第一个早产婴儿监护中心在芝加哥建立。第二次世界大战期间,建立了休克病房,以救护在战争中受伤或接受了手术治疗的战士。这些都标志着危重症护理的雏形出现了。

(3) 20 世纪 50 年代初期,北欧发生了脊髓灰质炎大流行,"铁肺"被用于救治脊髓灰质炎患者,堪称是世界上最早用于监护呼吸衰竭患者的"监护病房"。此后,各大医院开始建立类似的监护单元。随着相关技术的发展,急危重症护理学逐步建立和成熟。

2. 与其他专科护理工作不同,急危重症护理工作具有突出救命性、强调时间窗、跨专业综合救护以及对救护措施要求的简捷性等特点。

3. 急危重症护理能力要求指护士不仅需要有良好的职业道德、合格的身体和心理素质,还要有扎实的专业理论知识、娴熟的急危重症护理操作技术以及较强的管理协调能力等核心能力。

4. 美国急诊护士的资质认证条件包括具有护理学士学位;取得注册护士资格;有急诊护理工作经历;参加急诊护士学会举办的急救护理核心课程学习并通过急诊护士资格认证考试。

(桂　莉)

第二章　院　前　急　救

【重点和难点解析】

学习重点：

1. 院前急救的概念、特点、任务和原则。

2. 院前急救的工作程序和质量标准。

3. 徒手开放气道、口咽通气管置入术、鼻咽通气管置入术、喉罩置入术、环甲膜切开术、环甲膜穿刺术、气管插管术、腹部冲击法（Heimlich 手法）、胸膜腔穿刺减压术、骨内输液术的概念。

4. 徒手开放气道、口咽通气管置入术、鼻咽通气管置入术、球囊面罩通气术、喉罩置入术、环甲膜切开术、环甲膜穿刺术、气管插管术、胸膜腔穿刺减压术、骨内输液术的适应证与禁忌证。

学习难点：

1. 我国院前急救模式和院前急救质量管理要素。

2. 提高院前急救质量的措施。

3. 口咽通气管置入术、鼻咽通气管置入术、喉罩置入术、环甲膜穿刺术、气管插管术的操作方法。

【课后复习题】

一、名词解释

1. 院前急救

2. 院前急救质量管理

3. 徒手开放气道

4. 腹部冲击法

二、选择题

（一）A₁ 型题

1. 院前急救是急救医疗服务体系（EMSS）环节中的

    A. 次要环节　　　　　　　B. 最后环节　　　　　　　C. 中间环节

    D. 首要环节　　　　　　　E. 过渡环节

2. 下列关于院前急救说法**错误**的是

    A. 院前急救是对患者送入医院以前采取的初期救治

    B. 院前急救与院内救治应遵循相同的原则

    C. 经现场抢救的患者需要及时、安全地输送到医院进行延续、系统救治

    D. 是现场救护、转运和途中救护的统称

    E. 是 EMSS 的重要组成部分

3. 关于院前急救应遵循的标准**不正确**的是

    A. 就近　　　　　　　　　B. 安全　　　　　　　　　C. 迅速

    D. 有效　　　　　　　　　E. 治愈

4. 下列**不符合**院前急救原则的是

    A. 先排险再救护　　　　　B. 急救与呼救并重　　　　C. 先重症再轻症

    D. 先救命再治病　　　　　E. 先转运后救护

5. 下列**不属于**院前急救模式的是

    A. 独立型　　　　B. 指挥型　　　　C. 轮转型　　　　D. 院前型　　　　E. 依托型

6. 具备院前急救部、门急诊及病房,可对患者实施院前和院内治疗的院前急救模式是

    A. 独立型   B. 依托型   C. 附属消防型

    D. 院前型   E. 指挥型

7. 建立与发展 EMSS 的基础是

    A. 院前急救模式   B. 急诊科   C. ICU

    D. 陆地救护   E. 水上救护

8. 将医院带到患者身边的院前急救模式属于

    A. 美英模式   B. 欧陆模式   C. 澳大利亚模式

    D. 日本模式   E. 英国模式

9. 我国院前急救模式中,各急救中心主要附属于一家综合医院,并拥有现代化的急救仪器设备和救护车,经院前处理后可送到附近医院或收入自己的附属医院的是

    A. 独立型   B. 依托型   C. 附属消防型

    D. 院前型   E. 指挥型

10. 院前急救的质量管理要素**不包括**

    A. 通信   B. 运输   C. 医疗队伍

    D. 院感   E. 急救网络

11. 关于急救运输工具表述**错误**的是

    A. 分为陆地救护、航空救护和水上救护工具

    B. 救护车是目前我国最为常用的院前急救专用运输工具

    C. 防护监护型救护车为负压救护车

    D. 航空救护工具适合复杂、交通不便等急救现场的救护

    E. 水上救护工具航速快,能在第一时间到达现场

12. 下列关于仰头抬颏法叙述正确的是

    A. 适用于没有颈部损伤的患者

    B. 通常需要辅助装置完成

    C. 施救者站在患者头顶

    D. 将一只手置于患者前额用力使头后仰,另一只手示指和中指置于下颏骨向上抬起下颏;使下颌角与地面垂直

    E. 目的是解除异物造成的上呼吸道梗阻

13. 患者,男,27 岁。交通肇事伤后,出现呼吸道梗阻。现场为患者进行急救的方法应选择

    A. 仰头抬颏法,为患者开放气道   B. 行气管切开术

    C. 行胸腔穿刺术   D. 球囊面罩辅助通气

    E. 托颌法,为患者开放气道

14. 下列属于口咽通气管置入术适应证的是

    A. 咽反射亢进   B. 喉头水肿   C. 有自主呼吸的昏迷患者

    D. 清醒患者   E. 咽部气道占位性病变

15. 下列**不适合**使用口咽通气管开放气道的情况是

    A. 有自主呼吸的昏迷患者   B. 舌后坠致呼吸道梗阻

    C. 抽搐时防舌咬伤   D. 清醒患者

    E. 有气管插管时,可取代牙垫作用

16. 解除舌根后坠堵塞气道的简便方法是

    A. 环甲膜穿刺术   B. 口咽通气管置入术   C. 气管插管术

    D. 环甲膜切开术   E. 气管切开术

17. 下列关于口咽通气管的叙述正确的是
    A. 选择原则是宁短勿长
    B. 选择长度为鼻尖至耳垂的距离
    C. 适用于清醒或半清醒患者
    D. 口咽通气管末端位于患者的上咽部，其翼缘置于患者口唇
    E. 插入前可在口腔内滴入血管收缩药

（二）A₂型题

18. 患者，男，突发意识障碍倒在路边，路人拨打"急救电话"。急救人员赶往现场后发现患者既无身份证明，又无家属相随。判断该患者是否转送院内实施救治的依据是
    A. 病情是否需要
    B. 家属是否到场
    C. 能否办理就诊手续
    D. 能否缴纳治疗费用
    E. 患者是否配合

19. 某小区保安拨打"急救电话"呼救，急救人员到达现场时，发现一名中年男性患者，已死亡，死因可疑。现场处理方法**不正确**的是
    A. 做好相关记录
    B. 通知公安机关到场
    C. 联系家属，告知其亲属或相关人员患者情况
    D. 现场出具《死亡医学证明书》
    E. 向调度中心报告

20. 患者，女，36岁。因外伤疑有大血管破裂出血，急救人员到达现场后应立即实施的急救措施是
    A. 去除病因
    B. 控制血压
    C. 给予降低颅内压药物
    D. 止血
    E. 等待转入医院

21. 患者，男，56岁。因车祸伤导致休克，急救人员到达现场后应立即实施的急救措施是
    A. 实施液体复苏
    B. 去除病因
    C. 给予降血压药物
    D. 给予降低颅内压药物
    E. 等待转入医院

22. 患者，男，50岁。因"心搏骤停"被救护车紧急送往医院，该患者院前急救病历的书写应在抢救结束后多长时间内补记
    A. 2h
    B. 3h
    C. 4h
    D. 6h
    E. 8h

23. 患者，女，30岁。上班途中与一辆大货车相撞，急救人员在接到调度中心指令后，应在多长时间内出车
    A. 1~3min
    B. 1~4min
    C. 1~5min
    D. 2~4min
    E. 2~6min

（三）A₃型题

（24~25题共用题干）

高速公路交通事故现场。患者，男，68岁。车祸伤，意识模糊，呼之能对答，右小腿开放性骨折，伤口可见活动性鲜血流出。

24. 现场急救人员最先处理的是
    A. 固定
    B. 止血
    C. 包扎
    D. 搬运到附近医院
    E. 静脉补液

25. 现场急救人员对患者的固定**错误的**是
    A. 固定的同时抗休克处理
    B. 固定目的不是让骨折复位
    C. 固定要牢靠
    D. 将刺出伤口的骨折端送回
    E. 皮肤与夹板之间要垫适量的衬垫

(26~27 题共用题干)

患者,男,24 岁。游泳时不慎溺水。急救人员到达现场,查体:神志不清,口含泥沙、河水,呼吸微弱,脉搏 60 次/min。

26. 急救人员立即予以现场急救,正确的是
    A. 立即人工通气
    B. 立即将患者头偏向一侧,清除口腔异物
    C. 立即对患者进行胸外心脏按压
    D. 叫人将患者抬送医院
    E. 先联系其家人

27. 要将患者安全转运到有条件的医院进一步救治,应遵循的转运原则是
    A. 先轻后重、就近救治、无缝对接
    B. 先重后轻、就远救治、无缝对接
    C. 先重后轻、就近救治、无缝对接
    D. 一快二确认
    E. 快、准、稳

(28~30 题共用题干)

某地区县医院建设急救中心,为保证院前急救质量,对院前急救网络、调度指挥、急救医疗等质量管理标准进行规范。

28. 院前急救网络运行要求**不正确**的是
    A. 该医院经卫生行政部门批准后方可使用急救中心名称开展工作
    B. 院前急救核心制度健全
    C. 合理的服务半径为 10~20km
    D. 院前急救特服号码可设多个
    E. 院前急救服装和急救标识应统一

29. 调度指挥管理要求正确的是
    A. 调度员实行 12h 值班制度
    B. 调度员工作时最重要的是指导呼救者施救
    C. 摘机时间通常控制在 1min 内
    D. 调派时必须按照就近、就急、就专科原则
    E. 派车合格率作为衡量调度质量的指标之一

30. 关于院前医疗急救人员的要求**错误**的是
    A. 按照国家相关法律法规取得执业资格证书
    B. 护士应具备至少 5 年的临床经验
    C. 院前急救人员应积极开展新业务、新技术
    D. 经急诊专业培训考核合格后方可上岗
    E. 院前急救人员应掌握止血、包扎、固定、搬运等创伤技术

(四) A₄ 型题

(31~33 题共用题干)

高速公路交通事故现场,交警已到现场,现场仅有一辆救护车。患者 1:男,中年,昏迷,头部开放性损伤,脑组织外露,颈动脉搏动微弱,瞳孔散大,对光反射消失。患者 2:女,重病面容,意识清楚,呼之能对答,右大腿、小腿闭合性骨折。患者 3:男,老年,头部外伤,昏迷,潮式呼吸,口鼻可见血液流出,P 66 次/min,BP 160/90mmHg,左侧瞳孔 6mm,右侧瞳孔 3mm,对光反射消失。

31. 假如你是现场救护人员,应采取的处理措施是
    A. 将女性患者和老年患者一次接回医院
    B. 报告调度中心,优先救治中年男性患者

C. 报告调度中心,统一调度、增派车辆,同时将女性患者现场救治后接回医院

D. 无须报告,根据病情,优先救治女性患者

E. 该救护车来回两次将患者接回医院

32. 作为救护人员,对女性患者的现场急救**错误**的是

    A. 颈托固定   B. 建立静脉通道   C. 气管插管

    D. 马上转运到附近医院   E. 保护脑组织

33. 在转运患者回院途中,女性患者心搏、呼吸停止,救护人员的处理正确的是

    A. 停车,通知警察到场

    B. 停车心肺复苏,同时通知警察

    C. 停车心肺复苏,若救治无效送往殡仪馆

    D. 立即心肺复苏,积极救治的同时快速送往医院

    E. 立即心肺复苏,若救治无效送患者回家

(34~37 题共用题干)

某火灾现场,多人受伤,调度指挥中心接到急救电话后,就近、就急调派急救人员前往现场施救。

34. 急救人员在到达现场时,首要做的是

    A. 对伤病员检伤分类   B. 询问火灾起因   C. 评估现场环境是否安全

    D. 协助群众灭火   E. 救治伤势严重患者

35. 伤病员在救治过程中可能涉及多专科问题,急救人员应遵循的制度是

    A. 调度制度   B. 救护制度   C. 院前急救首诊负责制度

    D. 交接班制度   E. 急危重患者抢救制度

36. 现场一患者,大面积烧伤,经检查,意识丧失,血压 60/35mmHg,无自主呼吸,此时应立即

    A. 开放静脉通路,大量补液   B. 心肺复苏   C. 包扎烧伤部位

    D. 气管插管   E. 迅速转送医院

37. 抢救结束后急救病历的书写**不正确**的是

    A. 被火警成功解救者无须填写院前急救病历

    B. 对于轻度烧伤但拒绝救治的患者无须填写院前急救病历

    C. 死亡的患者需要填写院前急救病历

    D. 接受急救人员救治的患者均须填写院前急救病历

    E. 院前急救病历应在抢救结束后 6h 内补记

三、简答题

1. 简述院前急救的主要任务。

2. 简述院前急救的工作程序。

3. 简述我国主要院前急救模式。

4. 简述救护车内用物的管理原则。

5. 简述提高院前急救质量的措施。

6. 简述口咽通气管置入术的适应证。

7. 简述骨内输液术的穿刺部位。

四、病例分析题

患者,男,55 岁。因盖楼房时施工现场倒塌,被掩埋于废墟中,急救人员到达施工现场后,将患者从废墟中救出。查体:神志清楚,右前臂中段有 8cm×10cm 皮肤裂伤伴动脉活动性出血。

1. 急救人员对患者应采取何种急救措施与止血方法?

2. 急救人员如何对患者进行安全转运?

【参考答案】

一、名词解释

1. 院前急救也称院外急救,指在医院之外的环境中对各种危及生命的急症、创伤、中毒、灾害事故等伤病者进行现场救护、转运和途中救护的统称,即从患者发病或受伤开始到医院就医之前这一阶段的救护。

2. 院前急救质量管理指按照有关法律法规,运用科学的管理方法,对院前急救要素、过程和结果进行管理与控制,以实现院前急救质量持续改进的过程。

3. 徒手开放气道指在没有辅助装置的情况时,经徒手的方法保持气道通畅;其目的是缓解由舌后坠或上呼吸道肌肉松弛引起的气道梗阻,以保持呼吸道通畅。

4. 腹部冲击法亦称 Heimlich 手法,是一种简便有效地抢救食物、异物卡喉所致窒息的急救方法。它通过给膈肌下软组织以突然向上的压力,驱使肺内残留的空气形成气流快速进入气管,去除堵在气管内的食物或异物。

二、选择题

1. D	2. B	3. E	4. E	5. C	6. A	7. A	8. B	9. B	10. D
11. E	12. A	13. E	14. C	15. B	16. B	17. B	18. B	19. D	20. D
21. A	22. D	23. A	24. B	25. D	26. B	27. C	28. D	29. E	30. B
31. C	32. D	33. D	34. C	35. C	36. B	37. B			

三、简答题

1. 院前急救的主要任务　①为院外呼救患者提供院前急救;②灾害性事故发生时的紧急救护;③执行特殊任务时的救护;④普及急救知识和技能。

2. 院前急救的工作程序　包括急救准备、呼救受理、快速出诊、现场评估与处置、安全转运、病情交接、返站待命等环节。

3. 我国主要院前急救模式　可归纳为独立型、依托型、附属消防型、指挥型、院前型等模式。

4. 救护车内用物的管理原则　①定数量品种;②定点放置;③定专人保管;④定期消毒灭菌;⑤定期检查维修。

5. 提高院前急救质量的措施　①加强院前医疗急救网络建设;②加强急救运载工具与装备配置;③健全院前急救质量管理组织机构;④加强院前急救队伍建设;⑤加强院前医疗急救信息化建设;⑥提升公众急救技能。

6. 口咽通气管置入术的适应证　①有自主呼吸的昏迷患者;②舌后坠致呼吸道梗阻、气道分泌物多需吸引、抽搐时防舌咬伤;③同时有气管插管时,取代牙垫作用。

7. 骨内输液术理想的穿刺部位要具备以下特点　骨皮质较薄,容易穿透;有较容易辨别的骨性标志;表面覆盖组织少;容易在恶劣的环境中完成。通常情况下,小儿患者选在胫骨的近端或远端、股骨的远端。成年患者多选择在胫骨、肱骨或胸骨柄。此外,桡骨、尺骨、骨盆、锁骨、跟骨等部位也可用于穿刺。穿刺部位的选择应该充分考虑到患者的年龄、身体状况、穿刺装置和操作者的经验等因素,还应该以简单可行、不影响心肺复苏等抢救措施为原则。胫骨近端因有较容易辨别的骨性标志,容易定位,且表面平坦覆盖组织少,距离患者胸部较远,不影响心肺复苏的实施,常作为首选穿刺部位。

四、病例分析题

1. 现场急救时立即予以针对性止血措施,止血的主要方法是用力直接按压右上臂肱动脉止血,再进行加压包扎。同时静脉补充血容量。

2. 为确保患者的安全转运,转运前急救人员要进行病情和风险评估、签署知情同意书等;根据患者的病情采取正确的搬运方式和体位,预防次生损伤及并发症;转运过程中要实行全程持续监护、反复评估及动态救治,并落实好与接收医院的无缝对接。

(甘秀妮　李晓波)

第三章　医院急诊科救护

【重点和难点解析】

学习重点：

1. 急救绿色通道、急诊护理应急预案、急诊预检分诊的概念。

2. 急诊科的布局和设置。

3. 急诊护理应急预案、急救绿色通道、分诊护士资质要求、急诊预检分诊标准及流程内容的管理。

学习难点：

1. 急诊护理工作流程及应用。

2. 急诊护理工作质量标准。

3. 国内预检分诊标准分诊级别及其候诊时间。

4. 急诊分诊程序。

【课后复习题】

一、名词解释

1. 医院急诊科

2. 急救绿色通道

3. 急诊护理应急预案

4. 急诊预检分诊

二、选择题

（一）A₁型题

1. 有关急救绿色通道**不正确**的是

    A. 能有效缩短救治时间，降低伤残率和病死率

    B. 标识醒目，抢救优先

    C. 需要有 2~3 名护理人员协助

    D. 可以先进行医学处理再进行财务收费

    E. 首诊负责制包括医院、科室、医师三级

2. 急诊处理过程中需要多久评估一次

    A. 10~15min   B. 2~5min   C. 5~10min

    D. 15~20min   E. 3~5min

3. 下列有关急诊科的布局，**错误**的是

    A. 有专门的出入口通道

    B. 为加强财产管理，急诊科应只设一个出入口通道

    C. 预检分诊台设置在急诊科入口最醒目的位置

    D. 抢救室应该邻近急诊分诊台

    E. 创伤处置室应该紧靠外科诊室或与诊室成套间

4. 一般情况下，**不属于**急救仪器的是

    A. 除颤器   B. 心电图机   C. 电动洗胃机

    D. 简易呼吸器   E. 负压吸引器

5. 下列选项中有**非**急救药物的是

    A. 去甲肾上腺素、肾上腺素、异丙肾上腺素

    B. 尼可刹米、洛贝林、呋塞米

    C. 多巴胺、新斯的明、硝酸甘油

    D. 利多卡因、青霉素、毛花苷 C

    E. 纳洛酮、苯巴比妥、氨茶碱

6. 目前医院的预检分诊台设置的人员基本组合是

    A. 急诊医生与护士

    B. 急诊护士与护理辅助人员

    C. 急诊护士、护理辅助人员、职员

    D. 急诊护士、护理辅助人员、职员和保安人员

    E. 急诊医生与护士、护理辅助人员、职员和保安人员

7. 现在绝大部分国家和地区采用的急诊分诊标准为

    A. 三级分诊标准   B. 四级分诊标准

    C. 五级分诊标准   D. 危重程度分诊标准

    E. 四级五类分诊标准

8. 急诊患者病情分级原则中,3 级患者为

    A. 急症   B. 危重   C. 亚急症

    D. 濒危   E. 非急症

9. 分诊程序应及时而简洁,一般要求完成的时间是

    A. 1~2min   B. 3~5min   C. 5~8min

    D. 8~10min   E. 10~15min

10. PQRST 中的 Q 指的是

    A. 疼痛的诱因   B. 疼痛的性质   C. 疼痛放射情况

    D. 疼痛的程度   E. 疼痛持续的时间

11. 急诊分诊程序包括

    A. 问诊、测量生命体征

    B. 问诊、测量生命体征、身体评估、分诊分流、分诊护理和分诊记录

    C. 急诊分级、分科、测量生命体征、身体评估、分诊护理

    D. 急诊问诊、测量生命体征、身体评估

    E. 急诊问诊、测量生命体征、分诊护理和分诊记录

12. 下列关于分诊程序的描述,正确的是

    A. 分诊程序一般需要 5~10min

    B. OLDCART 问诊模式用于评估疼痛

    C. 病情复杂难以确定科别者,可先不予以处理

    D. 危重患者应先办理就诊手续,之后再由分诊护士送入抢救室进行抢救

    E. 需要紧急处理的危重患者,分诊护士应及时配合抢救护士予以急救处理

13. 分诊护士需要具有较强的综合能力,下列陈述中最适合做分诊护士的是

    A. 具有外科临床护理工作经验 10 年,善于沟通,在急诊科工作半年

    B. 具有 1 年的急诊临床护理工作经验,善于观察,善于提问

    C. 具备急诊工作相关的资历以及专科知识,处理突发事件时常感到压力大

    D. 具有急诊临床护理工作经验,遇事情绪较易激动

    E. 接受急诊分诊培训,具有 3 年急诊护理工作经验、专科知识和沟通技能

14. 某工厂突发火灾,数 10 名伤病员转运到急诊科,此时分诊护士的首要任务是
    A. 迅速检伤,按照病情危重程度分类
    B. 做好常规来诊患者的解释工作
    C. 发现危重患者立即投入抢救中
    D. 配合治疗区护士共同参与抢救
    E. 准备与来诊家属沟通

(二) A₂ 型题

15. 一辆公交车行驶至某大桥时突然发生爆炸,其中 29 位伤病员被送至急诊科,值班护士应立即
    A. 准备外伤固定的器材
    B. 为休克患者开放静脉通道
    C. 将患者安置至抢救室
    D. 分诊分区就诊
    E. 报告护士长或总值班,启动灾难批量伤(病)员的应急预案

16. 急诊科接诊了 1 名发热患者,体温为 38.9℃,分诊护士询问流行病学史时发现患者曾到过疫情高风险区,下列做法**错误**的是
    A. 将患者安置于隔离区
    B. 通知上级部门
    C. 告知患者去发热门诊就诊
    D. 操作严格执行标准预防
    E. 患者确诊转出后做好病区终末消毒

17. 某地疫情期间,一名胸痛患者来急诊就诊,测量体温时为 38.9℃,分诊护士需着重询问
    A. 患者的年龄、主诉　　　　　　　　　B. 患者胸痛开始的时间
    C. 患者 2 周内的流行病学史　　　　　　D. 生命体征和分诊分级
    E. 患者现病史和用药史

18. 患者,男,既往有癫痫病史,突发意识丧失伴癫痫持续状态 30min,由家人送至急诊科。根据预检分诊标准流程,该患者预检分级及接诊时间为
    A. 1 级、立即　　　　　　B. 1 级、10min　　　　　　C. 2 级、30min
    D. 3 级、60min　　　　　　E. 3 级、120min

19. 患者,男,49 岁。患者有高血压、脑出血病史,现脑出血术后 16d 出院,突发高热,由家人送至急诊科。患者神志不清,在对患者进行气道及呼吸评估时,患者突然面色青紫。如果你是分诊护士,首先要做的是
    A. 立即将患者送入抢救室　　　　　　B. 给予人工呼吸
    C. 呼叫医生　　　　　　　　　　　　D. 尽快结束初级评估
    E. 测量血氧饱和度

20. 患者,女,24 岁。患者胸闷、咳嗽 1 个月,加重 2d,到急诊科就诊。查体:T 39.2℃,HR 119 次/min,其余生命体征正常。询问病史得知 1 个月前有南美洲旅游史。分诊护士正确的处理是
    A. 按高热患者分诊
    B. 按危重患者分诊
    C. 安排工作人员引导到发热门诊就诊,筛查传染性疾病
    D. 按正常轻症患者分诊
    E. 安排到急诊内科就诊

21. 患者,老年女性,主诉"头痛伴眩晕、呕吐 30min",到急诊科就诊。分诊护士可采用的问诊模式为
    A. GCS　　　　　　　　B. OLDCART　　　　　　　　C. PQRST
    D. SOAPIE　　　　　　　E. SAMPLE

（三）A₃型题

（22~23题共用题干）

某三甲医院因现有的急诊科不能满足日益增长的患者的需要,准备新建门诊急诊大楼。

22. 急诊科的布局**错误**的是

    A. 急诊科要设置白天和夜间都醒目的标志

    B. 急诊科各功能部门的布局应以减少交叉穿行、减少院内感染和节省时间为原则

    C. 预检分诊台设在急诊科入口最醒目的位置

    D. 急诊科抢救室应邻近急诊分诊台,每张抢救床净使用面积≥12m²

    E. 为预防交叉感染,尽可能设置有单间

23. 急诊科的设置**错误**的是

    A. 急诊科应当设有急诊通信装置(电话、传呼、对讲机)

    B. 配备心脏起搏/除颤器、心肺复苏机、简易呼吸器等仪器设备

    C. 配备可用于一般急救搬动、转运、各种基本手术的急救器械

    D. 常备急救药品

    E. 急诊科的固定护士不少于在岗护士的 50%

（24~25题共用题干）

车祸患者,同车司机当场死亡。患者现神志清楚,T 36.8℃,BP 105/70mmHg,HR 108 次/min,R 20 次/min。

24. 根据预检分诊标准流程,该患者预检分级为

    A. 1 级   B. 2 级   C. 3 级

    D. 4 级   E. 5 级

25. 患者主诉有腹痛,作为预检护士,应运用的问诊模式是

    A. GCS   B. AVPU   C. PQRST

    D. SOAPIE   E. SAMPLE

（四）A₄型题

（26~29题共用题干）

患者,女,28 岁。因右下腹疼痛 1h,伴头昏到急诊科就诊。

26. 该患者到急诊科就诊的流程首先是

    A. 分诊护士简单询问病史进行分诊   B. 妇产科就诊

    C. 急诊内科就诊   D. 急诊外科就诊

    E. 急诊神经科就诊

27. 患者在急诊就诊过程中可能涉及多专科的问题,应遵循

    A. 危重患者抢救制度   B. 交接班制度

    C. 查对制度   D. 危急值报告制度

    E. 首诊负责制

28. 经监测生命体征,患者呼吸 130 次/min,血压 70/40mmHg,应立即

    A. 输血

    B. 送手术室

    C. 应用急救绿色通道,启动常见急症的应急预案

    D. 请专科会诊

    E. 行腹部影像学检查明确诊断

29. 在患者抢救结束后,必须在多长时间内补记抢救记录

    A. 30min   B. 1h   C. 6h

    D. 12h   E. 24h

三、简答题

1. 简述急诊科的主要工作任务。

2. 简述急诊科的运行模式。

3. 简述急诊科医疗区和支持区设置。

4. 简述急诊护理应急预案的准备。

5. 简述急诊绿色通道的管理。

6. 简述急诊预检分诊标准流程中 1 级标准的危急征象和指标。

7. 简述急诊预检分诊各级别等候时间。

8. 简述 CICARE 沟通模式。

四、病例分析题

1. 患者,男。独自徒步旅行时从高处坠落,被行人发现,由"120"送至急诊科,患者意识模糊。患者生命体征:T 36.8℃,BP 78/48mmHg,P 120 次/min,R 26 次/min,SpO₂ 87%,全身多处骨折。

(1) 作为急诊护士,从患者进入急诊科开始应如何处理?

(2) 患者病情危急,但无家属陪同,对此类患者应如何处理?

2. 患者,男,58 岁,20min 前突然出现剧烈的心前区不适来急诊就诊。自述:"胸口很闷,就像填了很多东西一样压得我喘不过气,我含服了硝酸甘油片,但没什么效果。"既往有冠心病病史,无过敏史。查体:T 36.5℃,HR 102 次/min,R 20 次/min,BP 125/88mmHg,SpO₂ 98%。该患者预检分诊为几级?

3. 患者,男,61 岁,30min 前无诱因出现抽搐,持续数分钟,由家人送至急诊室。目前无抽搐,但意识不清。查体:T 37.7℃,HR 152 次/min,R 26 次/min,BP 138/68mmHg,SpO₂ 90%。该患者预检分诊为几级?

【参考答案】

一、名词解释

1. 医院急诊科是医疗机构提供急诊医疗服务的场所,是急救医疗服务体系(EMSS)的重要组成部分,也是突发公共卫生事件医疗救援的核心。

2. 急救绿色通道指医院为急危重症患者提供快捷高效的服务系统,包括在分诊、诊疗、检查、治疗、手术及住院等环节上,实施快速、有序、安全、有效的急救服务。

3. 急诊护理应急预案指为迅速、有序地对急危重症患者、成批伤(病)员开展及时有效救治而预先制订的实施方案。

4. 急诊预检分诊指急诊患者到达急诊科后,由预检护士快速、准确地评估其病情严重程度,判别分诊级别,根据不同等级安排就诊先后秩序及就诊区域,科学合理地分配急诊医疗资源的过程。从临床狭义的角度上看,急诊分诊是急诊护士根据患者的主诉及主要症状与体征,对疾病的轻重缓急及隶属专科进行初步判断,安排救治顺序与分配专科就诊的一项技术。从广义上说,急诊分诊是在综合各种因素的基础之上,最大限度地合理利用医疗资源,使最大数量的患者获得及时有效救治的决策过程。

二、选择题

1. C	2. A	3. B	4. B	5. D	6. D	7. C	8. A	9. B	10. B
11. B	12. E	13. E	14. A	15. D	16. C	17. C	18. A	19. A	20. C
21. B	22. D	23. E	24. B	25. C	26. A	27. E	28. C	29. C	

三、简答题

1. 急诊科的主要工作任务　①急救医疗;②急诊医疗;③教学培训;④科研;⑤灾害事故的紧急医疗救护。

2. 急诊科的运行模式　①一体化模式:急诊科医护人员完全固定;②联合模式:急诊科有部分固定医师,急诊专科医师主要负责危重症患者的抢救,并管理急诊重症监护室(emergency intensive care unit,EICU)和专科患者,其他医师定期轮转,主要负责急诊普通患者的接诊救治;③轮转模式:急诊科无固定医师,各种急诊患者均由各科派出在急诊科轮转的医师接诊,再交由各专科病房医师诊治。

3. 急诊科医疗区和支持区设置 ①医疗区:包括预检分诊台、抢救室、诊室、创伤处置室、急诊手术室、治疗室和处置室、留观室、隔离室、EICU、急诊病房等;②支持区:包括急诊医技部门、辅助及支持部门等,候诊区面积≥40m²,可设立或邻近公共卫生间。

4. 急诊护理应急预案的准备 ①人员准备:根据不同类型的应急预案,合理调配人力资源,尽可能团队协作。②物资准备:除急诊科正常使用的抢救物品、药品、器材外,另增备隔离衣、手术衣、无菌手套、消毒剂等,定期检查使其处于备用状态。大量使用抢救药品、器材时,由医院突发公共卫生事件指挥小组调配。③区域准备:区域的有效保障及合理划分是应急预案顺利实施的保证,可划分为个体区域和整体区域。

5. 急救绿色通道的管理 ①标识醒目、抢救优先;②合理配置、规范培训;③正确分诊、有效分流;④首诊负责、无缝衔接;⑤分区救治、优化流程;⑥定期评价、持续改进;⑦规范运行、有效救治。

6. 急诊预检分诊标准流程中 1 级标准的危急征象和指标 心搏/呼吸骤停,气道阻塞/窒息,需紧急气管插管/切开,休克征象/急性大出血,突发意识丧失/癫痫持续状态,胸痛/胸闷(疑急性心肌梗死/主动脉夹层/肺栓塞/张力性气胸/心脏压塞),特重度烧伤/脑疝征象,急性中毒危及生命,复合伤/多发伤,以及其他凡分诊护士认为患者存在危及生命、需紧急抢救的情况。

7. 急诊预检分诊各级别等候时间 1 级,即刻;2 级,<10min;3 级,<30min;4 级,<240min。

8. CICARE 沟通模式 CICARE 是以流程为导向的沟通模式,包括 connect(接触)-introduce(介绍)-communicate(沟通)-ask(询问)-respond(回答)-exit(礼貌离开)的沟通模式。

四、病例分析题

1. (1) 患者进入急诊科后,急诊护士应根据护理工作程序接诊患者,并按急救护理质量标准工作。

1) 接诊:急诊护士应该前往门口接诊患者。

2) 分诊:接诊同时对患者进行快速评估分诊,根据患者生命体征将患者评为 1 级,并协同急救人员将患者送至抢救室。

3) 急诊处理:遵医嘱给予急救措施,若医生未到达,急诊护理人员应根据患者病情给予患者开放气道、吸氧、建立静脉通路、检查身体受伤情况、保暖等基本生命支持,酌情采取抢救措施;抢救过程中严格执行口头医嘱复述制度、查对制度、物品药品清点制度等;每 10~15min 评估患者一次,及时调整护理计划和护理措施。

4) 记录:清晰简单记录患者分诊情况,详细记录患者抢救情况,包括进入抢救室的时间、抢救开始时间、抢救结束时间、患者生命体征、用药等处理以及抢救病情评估。未能及时记录的,有关医务人员应当在抢救结束后 6h 内据实补记,医护记录互补统一。

(2) 对于此类患者应该立即启动急诊护理应急预案,开放急救绿色通道,并通知上报上级部门及法律相关部门。

1) 启动急诊护理应急预案:通知科主任、护士长等上级领导,针对患者组织抢救团队进行抢救。

2) 开放急救绿色通道:对患者先抢救后挂号缴费,患者的处方、检查申请单、治疗单、手术通知单、入院通知单等医学文件的右上角应标明"急救绿色通道",若患者需要院内会诊,应在 10min 到位。

3) 上报法律相关部门:上报上级部门及医务处、保卫科及警察局等相关部门;清点患者财物,妥善保存并附有双人签字的财物核对清单。

2. 该患者气道、呼吸、循环评估皆无特殊,通过症状评估,符合危急征象指标,怀疑急性心肌梗死,所以该患者预检分诊为 1 级。

3. 该患者气道、呼吸、循环评估皆无特殊,危急征象指标无特殊,单项客观指标无特殊。综合指标 MEWS 8 分(HR 152 次/min=3,R 26 次/min=2,AVPU:U=3),由于综合指标 MEWS≥6 分预检分诊级别为 1 级,所以该患者为预检分诊等级 1 级患者。

(黄素芳　金静芬)

第四章　重　症　监　护

【重点和难点解析】

学习重点：

1. ICU 患者转运。

2. 呼吸机相关性肺炎(VAP)、导管相关血流感染(CRBSI)、导管相关泌尿系感染(CAUTI)、多重耐药菌(MDRO)的概念、预防与护理。

3. VAP、CRBSI、CAUTI、MDRO 的病情评估。

4. VAP、CRBSI、CAUTI、MDRO 相关概念与机制。

学习难点：

1. ICU 设置、组织领导、管理制度、分级监护和质量指标管理。

2. VAP、CRBSI、CAUTI、MDRO 的病因与发病机制。

3. ICU 患者的感染控制措施。

【课后复习题】

一、名词解释

1. 重症监护室

2. 呼吸机相关性肺炎

3. 导管相关血流感染

4. 导管相关泌尿系感染

5. 多重耐药菌

二、选择题

(一) A_1 型题

1. ICU 功能用房面积与病房面积之比应达到

    A. 0.5∶1 以上　　　　　　B. 1∶1 以上　　　　　　C. 1.5∶1 以上

    D. 1∶1.5 以上　　　　　　E. 5∶1 以上

2. ICU 中央工作站应设置于

    A. 通道一端　　　　　　B. 医疗区的中央地区　　　　　　C. 医疗区域一端

    D. 病室一端　　　　　　E. 辅助区域中央

3. 关于 ICU 通道设置,以下说法正确的是

    A. 工作人员通道与患者的通道分开　　　　　　B. 人员流动通道与物流通道可共同使用

    C. 所有人员均使用同一通道　　　　　　D. 工作人员和患者可使用同一通道

    E. 无须设置家属探视通道

4. 我国 ICU 病房护士人数和床位数之比为

    A. 0.4∶1　　　　　　B. 0.6∶1　　　　　　C. 1∶1

    D. 2∶1　　　　　　E. (2.5~3)∶1 以上

5. ICU 病室的温度和湿度应控制在

    A. 温度 18℃±1.5℃,湿度 50%~55%　　　　　　B. 温度 20℃±1.5℃,湿度 50%~60%

    C. 温度 22℃±1.5℃,湿度 45%~65%　　　　　　D. 温度 24℃±1.5℃,湿度 55%~65%

    E. 温度 26℃±1.5℃,湿度 60%~65%

6. 在不影响正常工作的情况下,ICU 病房白天的噪声最好**不超过**

    A. 40dB　　　　　　　　　B. 45dB　　　　　　　　　C. 50dB

    D. 55dB　　　　　　　　　E. 60dB

7. 关于每个 ICU 病床的配备,以下说法正确的是

    A. 氧气接口 1 个,负压吸引接口 1 个,电源插座 2 个

    B. 氧气接口 1 个,负压吸引接口 1 个,电源插座 6 个

    C. 氧气接口 2 个,负压吸引接口 2 个,电源插座 6 个

    D. 氧气接口 2 个,负压吸引接口 2 个,电源插座 10 个

    E. 氧气接口 2 个以上,负压吸引接口 2 个以上,电源插座 12 个以上

8. 关于 ICU 病室的设置,以下说法正确的是

    A. 至少设置 2~3 个单间病室

    B. 为节省病室空间,尽量设置成多病患同一病室

    C. 有条件的 ICU 应设正、负压病室至少各 1 个

    D. 病室呈一字型分布,便于护士护理

    E. 可将治疗室与病房混用

9. 以下**不属于** ICU 收治对象的是

    A. 恶性肿瘤终末期　　　　　　　　　　B. 多器官功能障碍综合征(MODS)

    C. 严重创伤　　　　　　　　　　　　　D. 上消化道大出血休克

    E. 急性呼吸窘迫综合征(ARDS)

10. 关于 ICU 患者收治原则,以下说法**不正确**的是

    A. 器官功能衰竭,经过治疗后短期内可恢复的患者,可收治在 ICU

    B. 存在各种高危因素,经过治疗后可减少死亡风险的患者,可收治在 ICU

    C. 慢性器官障碍急性加重期,经过治疗后可能恢复至原来状态的患者,可收治在 ICU

    D. 慢性消耗性疾病终末状态,可收治在 ICU

    E. 不能从加强监测治疗中获得益处的患者,一般不收治于 ICU

11. 以下可以立即进行转运的患者是

    A. 积极处理后血流动力学仍不稳定的患者

    B. 不能维持有效气道开放、通气及氧合的患者

    C. 腹主动脉瘤患者

    D. 心搏骤停患者

    E. 窒息患者

12. 关于危重患者转运前的准备,以下说法正确的是

    A. 转运前,需确认患者身份

    B. 癫痫发作患者转运到目的地后立即使用抗癫痫药控制癫痫

    C. 不需要建立静脉通路

    D. 转运到目的地后给予充分吸痰,保持气道通畅

    E. 使用大剂量血管活性药物的患者,血压维持在 80/40mmHg 左右即开始转运

13. 关于患者转运知情同意,以下描述正确的是

    A. 由转运接收科室医生签字同意

    B. 若患者为无名氏,必须等到家属到场后方可转运

    C. 患者若不具备完全民事行为能力,应由其法定代理人签字

    D. 患者因病无法签字的,可由当时在场人员签字

    E. 转运前不需要告知患者或家属转运的必要性和潜在风险

14. 以下关于转运仪器和设备的描述,说法正确的是
    A. 转运设备若无法通过最近转运路线中的电梯,可不带该转运设备
    B. 所有电子设备应保证有充足的电量
    C. 若患者生命体征尚稳定,可不用携带监护仪
    D. 转运前检查主要转运设备,确保其能正常运转
    E. 长途转运需准备足够的氧气枕

15. 转运过程中若发生管道脱落,以下处理正确的是
    A. 立即将滑出的管道回纳
    B. 立即评估管道的性质(高、中、低危),视情况给予针对性的处理
    C. 继续转运,待到达目的地后再处理
    D. 无论情况如何,立即返回原科室
    E. 若为气管插管等高危管路,立即拔出,尽快转送至目的地

16. 以下预防导管相关泌尿系感染的措施,正确的是
    A. 常规使用抗菌导尿管
    B. 每日常规更换集尿袋
    C. 每日两次用消毒剂消毒尿道口
    D. 集尿袋内尿液集满时排放尿液
    E. 及时拔除不必要的导尿管

17. 对多重耐药菌患者,应采取的隔离与预防措施是
    A. 标准预防 + 空气预防　　　　　　　　B. 标准预防 + 飞沫隔离
    C. 标准预防 + 接触隔离　　　　　　　　D. 标准预防 + 保护性隔离
    E. 标准预防 + 严密隔离

18. 关于转运交接,以下说法正确的是
    A. 实行口头交接确认
    B. 交接内容包括患者的基本信息、病史
    C. 转运途中发生的临床事件不属于交接内容
    D. 交接后进行书面签字确认
    E. 交接重点为皮肤、引流情况

19. 以下关于 I 级监护的说法中,正确的表述是
    A. 适用于病情重,有 1~2 个器官功能障碍需要监测和支持的患者
    B. 每 4~6h 监测记录潮气量、吸入氧浓度一次
    C. 每 4h 记录尿量
    D. 每 8h 观察并记录意识、瞳孔大小及对光反射一次
    E. 每 12h 进行动脉血气分析检测一次

20. 关于 II 级监护,以下说法正确的是
    A. 适用于病情重,保留无创监测,仍需在 ICU 观察治疗的患者
    B. 必要时记录每小时尿量及 24h 尿量
    C. 每日测量患者体重一次
    D. 每 8~12h 检测血糖一次
    E. 每 8h 观察并记录意识、瞳孔大小及对光反射一次

(二) A₂ 型题

21. 急诊室接诊 1 名 80% 深 II 度烧伤患者,经急诊紧急床边气管插管,呼吸机辅助通气、深静脉置管、留置尿管后送手术室行急诊清创术。关于该患者的转运团队以下最合适的是

    A. 1 名急诊医生、1 名转运工人

    B. 1 名急诊护士、1 名转运工人

    C. 1 名急诊医生、1 名急诊护士、1 名转运工人

    D. 2 名急诊护士、1 名转运工人

    E. 1 名急诊医生、1 名急诊护士

22. 一名重症急性胰腺炎术后患者,在 ICU 监护治疗后疾病好转,现生命体征平稳,鼻导管吸氧 2L/min,带 6 根腹部引流管和尿管。遵医嘱转回普通病房,转运需花费 10min 左右。关于该患者转运前的准备,以下说法正确的是

    A. 妥善固定好各类管道,防止脱落

    B. 准备转运呼吸机

    C. 准备血管活性药物

    D. 准备吸氧设备和心肺复苏设备

    E. 由 1 名 ICU 医生、1 名 ICU 护士、1 名呼吸治疗师和 1 名转运工人实施转运

23. 患者,男,48 岁,以"高坠伤、颅脑损伤"由急诊收入 ICU,予以气管插管,呼吸机支持。查体:患者呈昏迷状态,HR 62 次/min,BP 85/50mmHg,SpO$_2$ 96%,予以多巴胺 7μg/(kg·min)静脉泵入。关于该患者的监护,以下说法正确的是

    A. 对该患者实施Ⅱ级监护

    B. 每日监测血糖一次

    C. 记录 24h 尿量,必要时记录每小时尿量

    D. 每小时观察并记录意识、瞳孔大小及对光反射一次

    E. 每小时进行动脉血气分析检测一次

24. 患者,男,32 岁,车祸后由急救车送至急诊科,神志清醒,呼吸急促,主诉"方向盘曾经撞击胸部,自觉胸部不适与疼痛",拟转运到 CT 室行急诊胸部 CT 检查。关于该患者转运中的监护,以下说法正确的是

    A. 若患者发生呕吐,应立即抬高床头,让患者处于半卧位

    B. 若患者发生呕吐,应立即将患者头偏向一侧,清除口鼻腔内分泌物

    C. 转运中观察重点为患者的疼痛情况

    D. 转运中观察重点为患者的输液情况

    E. 若患者发生心搏骤停,立即送回急诊室进行抢救

(三) A$_3$ 型题

(25~27 题共用题干)

为满足急诊手术后危重患者救治需要,某三级甲等医院计划新开设一个 ICU 病房,规划 ICU 床位 20 张。

25. 该 ICU 病房需要配置的护士人数为

    A. 20 人   B. 30 人   C. 40 人

    D. 50 人   E. 60 人

26. 该 ICU 病房需要配置的呼吸机台数为

    A. 10 台   B. 15 台   C. 20 台

    D. 25 台   E. 30 台

27. 关于该 ICU 病房的设置,以下正确的是

    A. 设置在内科大楼

    B. 设置在急诊手术室附近

    C. 全部设置为单间负压病室

    D. 污物处理区设置在医疗区中央,方便处理污物

    E. 生活辅助区与医疗区交替设置,方便医护人员生活

（28~30题共用题干）

患者，女，28岁，因"暴发性心肌炎"收入ICU，予以机械通气、ECMO支持等治疗。

28. 关于该患者的分级监护，以下正确的是
　　A. 给予特级监护
　　B. 每小时进行动脉血气检测
　　C. 持续动脉压监测
　　D. 监测24h尿量
　　E. 每小时检测ACT

29. 由于病情评估需要，拟转运患者到CT室行CT检查。关于该患者的转运，正确的是
　　A. 该转运属于院间转运
　　B. 转运前由护士评估决策是否需要进行转运
　　C. 转运前由患者母亲签署知情同意书
　　D. 转运前需告知CT室转运及到达时间
　　E. 为简化转运，可暂停ECMO支持

30. 该患者在转运过程中出现气管插管导管脱出，以下正确的处置是
　　A. 立即使用简易呼吸器进行呼吸支持
　　B. 立即通知上级医师来处置
　　C. 立即报告护士长
　　D. 立即重新进行置管
　　E. 立即给予口对口人工呼吸

三、简答题

1. 简述ICU收治原则。
2. 简述转运前患者的准备。

四、病例分析题

患者，女，38岁，因"吉兰-巴雷综合征、呼吸困难"收入神经内科ICU，行气管切开，使用人工呼吸机辅助呼吸。患者使用呼吸机3d后出现发热，查体：T 38.3℃，P 84次/min，R 22次/min，BP 118/76mmHg。血白细胞计数15×10^9/L，气道内可吸出脓性分泌物。胸部X线显示右肺上叶有局灶性浸润阴影。痰培养显示肺炎链球菌大量增殖。

1. 是否能够判断该患者发生了呼吸机相关性肺炎？
2. 如何有效预防呼吸机相关性肺炎的发生？

【参考答案】

一、名词解释

1. 重症监护室（ICU）是重症医学和重症护理学的临床实践基地，是重症医生和护士等专业医护人员对因各种原因导致一个或多个器官与系统功能障碍、危及生命或具有潜在高危因素的患者，及时应用系统、连续、高质量的医学监护和诊疗技术进行综合救治的场所。

2. 呼吸机相关性肺炎（VAP）指建立人工气道（包括气管插管及气管切开）的患者在接受机械通气48h后或呼吸机撤机、拔管48h内出现的肺炎。

3. 导管相关血流感染（CRBSI）指留置血管内导管或者拔除血管内导管48h内，患者出现菌血症或真菌血症，并伴有发热（>38℃）、寒战或低血压等感染表现，除血管导管外没有其他明确的感染源。

4. 导管相关泌尿系感染（CAUTI）指患者留置导尿管期间或拔除导尿管48h内发生的泌尿系统感染。

5. 多重耐药菌（MDRO）指对通常敏感的、临床常用的3类或3类以上抗菌药物同时呈现耐药的细菌，其中对原本敏感的所有药物耐药又称为泛耐药。

二、选择题

1. C　2. B　3. A　4. E　5. D　6. B　7. E　8. C　9. A　10. D
11. C　12. A　13. C　14. B　15. B　16. E　17. C　18. D　19. B　20. C
21. C　22. A　23. D　24. B　25. E　26. C　27. B　28. C　29. D　30. A

三、简答题

1. ICU收治原则　①急性、可逆、已经危及生命的器官或者系统功能衰竭，经过严密监护和加强治疗短

期内可能得到恢复的患者。②存在各种高危因素,具有潜在生命危险,经过严密的监护和有效治疗可能减少死亡风险的患者。③在慢性器官或者系统功能不全的基础上,出现急性加重且危及生命,经过严密监护和治疗可能恢复到原来或接近原来状态的患者。④慢性消耗性疾病及肿瘤的终末状态、不可逆性疾病和不能从加强监测治疗中获得益处的患者,一般不是 ICU 的收治范围。

2. 转运前患者的准备 ①身份确认:做出转运决定后,转运人员首先应确认患者身份。②病情评估:转运前充分评估患者的病情,包括意识、瞳孔、生命体征及血氧饱和度等情况。③转运准备:躁动患者给予必要的约束和合理镇痛、镇静;转运过程中存在不能维持气道通畅高风险的患者,应积极建立人工气道;充分吸痰,保持气道通畅;妥善固定好各类管道,防止脱落;保持静脉通路通畅,低血容量患者转运前需要进行有效的液体复苏,一般应待血流动力学基本稳定[收缩压(SBP)≥90mmHg,平均动脉压(MAP)≥65mmHg]后方可转运。④积极处理原发疾病:创伤患者在转运过程中应使用颈托等保持脊柱稳定;因高热惊厥、癫痫可严重影响呼吸循环,因此转运前必须控制其发作并预防复发;转运时间较长或使用利尿剂的患者,转运前需要留置尿管。

四、病例分析题

1. 患者使用人工呼吸机辅助呼吸超过 48h,T>38℃,血白细胞计数 >10×10⁹/L,气道内可吸出脓性分泌物,符合呼吸机相关性肺炎的临床诊断标准。

2. 可通过以下措施预防呼吸机相关性肺炎的发生:①减少有创通气和缩短有创通气时间,减少镇静剂的使用,每日唤醒患者进行自主呼吸试验,并评估有创通气及气管插管的必要性,尽早脱机或拔管;②提高医护人员手卫生依从性,严格执行手卫生;③除非有禁忌证,应将机械通气患者的床头抬高 30°~45°,并协助患者翻身拍背及振动排痰;④对预期机械通气时间超过 48~72h 的患者,应使用具有声门下分泌物吸引管的气管导管;⑤气囊充盈压应保持在 25~30cmH₂O,气囊放气或拔出气管插管前清除气囊上方分泌物;⑥保持口腔清洁,使用氯己定溶液冲洗或刷洗患者牙齿和舌面,每 6~8h 一次,至拔管后 24h;⑦早期肠内喂养,采用间断喂养和小残留量喂养方式;⑧有效清除气道内分泌物;⑨呼吸机管路定期清洗与消毒,呼吸机外部管道及配件一人一用一消毒,使用灭菌水湿化管路,采用恒温湿化器或含加热导丝的加温湿化器,冷凝液收集瓶处于管道最低位置并保持直立,当冷凝水超过集水杯的 1/2 容积时及时清理。

(田永明　邢唯杰)

第五章　心搏骤停与心肺脑复苏

【重点和难点解析】

学习重点:

1. 引起成人心搏骤停的常见心律失常。

2. 心搏骤停时的临床表现。

3.《2020 AHA 心肺复苏及心血管急救指南》中院内和院外成人生存链的内容。

4. 实施现场心肺复苏的基本步骤。

5. 心肺复苏效果的判断内容。

6. 高级心血管生命支持的关键要点。

7. 引起心搏骤停的可逆性病因(5H、5T)。

8. 心搏骤停后的主要任务要点。

学习难点:

1. 高质量心肺复苏要点。

2. 心肺复苏过程中开放气道的方法及其应用要点、常用药物的作用及其用法。

3. 心搏骤停后自主循环恢复患者的护理要点。

4. 成人与儿童、婴儿心肺复苏术的异同。

【课后复习题】

一、名词解释

1. 心搏骤停

2. 心脏性猝死

3. 心肺复苏

4. 心肺脑复苏

5. 成人生存链

6. 基础生命支持

7. 高级心血管生命支持

二、选择题

(一) A₁ 型题

1. 导致冠心病患者猝死的最常见心律失常是

    A. 心室颤动   B. 阵发性室上性心动过速   C. 无脉性电活动

    D. 窦性心动过速   E. 心脏停搏

2. 引起心搏骤停的最常见原因是

    A. 慢性阻塞性肺疾病   B. 糖尿病   C. 冠心病

    D. 药物中毒   E. 颅脑外伤

3. 如果疑似患者发生心搏骤停,判断的最重要指标是

    A. 意识丧失、一侧瞳孔散大

    B. 意识丧失、牙关紧闭、抽搐

    C. 意识丧失、没有呼吸或仅是喘息、颈动脉搏动消失

    D. 意识淡漠、全身湿冷、触摸不到桡动脉搏动

    E. 意识丧失、尿便失禁

4. 心搏骤停后,最先受到损害的器官是

    A. 心脏   B. 肝脏   C. 肺部组织

    D. 脑组织   E. 肾脏

5. 无脉性室性心动过速的心电图特征是

    A. QRS 波群消失,代之以大小不等、形态各异的颤动波,大动脉没有搏动

    B. P 波消失,代之大小不等的 f 波,RR 间期绝对不等

    C. 任何种类或节律的电活动节律,往往测不到脉搏

    D. 心电图呈一条直线,或偶有 P 波

    E. 可为单形性或多形性室性心动过速表现,但大动脉没有搏动

6. 关于成人胸外按压的陈述,正确的是

    A. 按压频率 100~120 次/min

    B. 胸骨尽量下陷

    C. 随时停止胸外按压,查看心电监护

    D. 按压放松时,手掌根部要倚靠在患者胸壁上

    E. 双人心肺复苏时,按压与通气之比为 15 : 2

7. 终止心室颤动最迅速、最有效的措施是

    A. 立即胸外心脏按压   B. 立即给予除颤   C. 尽快给予气管插管

    D. 立即给予球囊面罩通气   E. 立即给予肾上腺素 1mg 静脉注射

8. 下列判断心肺复苏有效的指标中,应**除外**

    A. 瞳孔由大变小

    B. 每次按压可触及颈动脉搏动

    C. 出现周身毛孔收缩

    D. 出现睫毛反射

    E. 面色由发绀转为红润

9. 关于口咽气道,下列叙述正确的是

    A. 可用于清醒或半清醒的患者

    B. 适用于意识丧失、无咳嗽和咽反射的患者

    C. 应用目的是将舌推至咽后部

    D. 可置于舌侧方,从而将舌推向一侧

    E. 不能与球囊面罩通气装置一起应用

10. 在心肺复苏过程中,持续监测呼气末 CO_2 波形图具有下列作用,但应**除外**

    A. 监测呼气末 CO_2 分压

    B. 判断胸外按压质量

    C. 监测自主循环是否恢复

    D. 监测意识是否恢复

    E. 确认气管插管位置是否正确

11. 在使用球囊面罩通气时,可尽量减少空气进入患者胃内的做法是

    A. 增加通气频率,减少通气量

    B. 减少每分钟通气次数

    C. 尽可能延长每次通气时间

    D. 用尽全力给予最大量的通气

    E. 通气量能使患者胸廓明显隆起即可

12. 在单纯胸外按压过程中,静脉给药的最恰当时机是

    A. 在胸外按压过程中迅速给药

    B. 在检查脉搏的间隙缓慢给药

    C. 在采取静脉血标本时给药

    D. 在除颤时给药

    E. 随时尽快给药

13. 关于心肺复苏时应用肾上腺素的描述,正确的是

    A. 肾上腺素 0.5mg 静脉推注,每 3~5min 一次

    B. 肾上腺素 1mg 静脉推注,每 1min 一次

    C. 肾上腺素 1mg 静脉推注,每 3~5min 一次

    D. 肾上腺素 0.5mg 静脉推注,每 10min 一次

    E. 肾上腺素 1mg 静脉推注,每 10min 一次

14. 心肺复苏时首选经静脉给予的药物是

    A. 阿托品

    B. 胺碘酮

    C. 类固醇

    D. 利多卡因

    E. 肾上腺素

15. 下列各组药物中,可经气管内给予的是

    A. 肾上腺素、阿托品、胺碘酮

    B. 阿托品、普罗帕酮、肾上腺素

    C. 利多卡因、维拉帕米、5% 碳酸氢钠

    D. 纳洛酮、毛花苷 C、阿托品

    E. 肾上腺素、阿托品、利多卡因

16. 一旦心搏骤停患者恢复自主循环,理想的目标是以最低的 FiO_2 将血氧饱和度水平维持在

    A. 80% 以下

    B. 85%~100%

    C. 90%~100%

    D. 92%~98%

    E. 100% 以上

17. 引起心搏骤停的 "5H" 病因中**不包括**

    A. 低钠血症

    B. 低血容量

    C. 低氧血症

    D. 酸中毒

    E. 低温

18. 脑复苏的主要措施是

    A. 维持血压和体温

    B. 降低体温和血压

    C. 防治脑缺氧、提高颅内压

    D. 防治脑水肿、利尿、目标温度管理

    E. 维持血压、防治脑缺氧、目标温度管理

（二）A₂ 型题

19. 患者,男,55 岁。患者参加 2h 会议后,由洗手间返回会议室途中突然晕倒,意识不清。如果有 3 人在现场,最佳分工是

    A. 1 人拨打急救电话,第 2 人按压人中,第 3 人高声呼喊患者

    B. 1 人判断患者心搏骤停,第 2 人拨打急救电话,第 3 人立即进行胸外按压

    C. 1 人拨打急救电话,第 2 人判断患者意识,第 3 人置患者于舒适体位

    D. 1 人拨打急救电话,第 2 人判断患者意识,第 3 人给患者人工呼吸

    E. 1 人呼喊患者、判断呼吸和脉搏,第 2 人拨打急救电话,第 3 人呼救

20. 患者,男,49 岁,冠心病史 5 年,主诉"胸闷、剧烈胸痛 30min,伴大汗"来诊,进入抢救室后,心电监护示波显示"QRS 波群消失,代之以大小不等、形态各异的颤动波,频率为 300 次/min"。此时应立即采取的最恰当的急救措施是

    A. 按压人中,同时立即给予气管插管

    B. 应用单相波除颤器连续除颤 3 次

    C. 应用双相波除颤器进行除颤,能量 150J

    D. 立即给予气管插管,胸外按压

    E. 立即建立静脉通路,给予肾上腺素 0.5~1mg 静脉注射

21. 在抢救心搏骤停患者时,医生已完成气管插管,气囊充气并确认插管位置正确,胸外按压持续进行中。在接下来的通气操作中,下列描述正确的是

    A. 每 6s 给予一次通气,胸外按压不停歇

    B. 每次通气可见胸廓隆起,通气频率越快越好

    C. 每次通气可见胸廓隆起,通气频率越慢越好

    D. 30 次胸外按压后,给予 2 次通气

    E. 在排除 COPD 前,应给予患者呼吸室内空气

22. 某冠心病患者因胸痛到急诊就诊,在接受检查的过程中,突然发生心搏骤停,经积极有效抢救现已恢复自主循环。心电监护示:窦性心律,HR 120 次/min,BP 90/60mmHg,R 26 次/min,SpO_2 92%。下列给予的救治措施中,可**除外**

    A. 维持收缩压在 90mmHg 以上   B. 昏迷者给予目标温度管理

    C. 准备配合气管插管   D. 尽快描记 12 导联心电图

    E. 做好急诊进行 PCI 的准备

（三）A₄ 型题

(23~28 题共用题干)

某日中午,某医院病区的医生、护士不停地忙碌着。突然听到走廊里传来大声呼喊:"快来人啊。"2 名值班护士同时跑到事发现场,只见一名中年男患者俯卧于地上,面色青紫,两眼上翻,牙关紧咬,似乎意识丧失,抽搐,小便失禁。

23. 护士到达现场后,如果要判断患者是否发生心搏骤停,其时间应控制在

    A. 不超过 5s   B. 至少 5s 但不超过 10s   C. 至少 10s 但不超过 15s

    D. 至少 15s 但不超过 20s   E. 在 30s 以内即可

24. 此时护士甲立即开始心肺复苏,关于成人胸外按压,正确的操作是

    A. 按压频率每分钟 100 次

    B. 胸骨尽量下陷

    C. 按压放松时,保证胸廓完全回弹

    D. 双人心肺复苏时,按压与通气之比为 15:2

    E. 连接心电监护后,立即停止胸外按压,查看心电图形

25. 护士乙马上呼叫医生并推来除颤器,这是因为患者很可能发生了
    A. 晕厥
    B. 抽搐
    C. 快速心律失常
    D. 缓慢心律失常
    E. 心室颤动

26. 护士丙与值班医生一起推来了抢救车,当该护士为患者建立静脉通路时,应首选
    A. 锁骨下静脉
    B. 肘前静脉
    C. 骨髓通路
    D. 颈内静脉
    E. 手背静脉

27. 在心肺复苏过程中,高级气道建立之前,下列做法中正确的是
    A. 按 30∶2 按压与通气之比,持续胸外按压
    B. 持续胸外按压,每 6s 给予通气一次
    C. 尽快给予气管内插管,早期进行机械辅助通气
    D. 降低胸外按压时间比,使其达到 60% 以下
    E. 同时准备好除颤器,以便在按压进行中随时电击

28. 经过二次除颤、持续胸外按压后,患者停止抽搐,逐渐恢复意识。散大的瞳孔缩小,面色渐渐转为红润。监护屏幕显示转为窦性心律,HR 86 次/min。此时最恰当的解释是
    A. 患者抽搐缓解
    B. 患者病情好转
    C. 心肺复苏有效
    D. 通气及时有效
    E. 抢救药物有效

(29~32 题共用题干)

患者,男,45 岁。患者晨练中突感胸痛,急救人员在送诊途中描记患者的心电图,其表现为Ⅱ、Ⅲ和 aVF 导联 ST 段明显抬高,弓背向上。到医院急诊科给予心电血压监护、吸氧,在开放静脉通路和采集血标本时,患者突然发生抽搐,意识不清,血压测不到,心电监护导联呈形态、振幅各异的不规则波形,频率为 310 次/min,QRS 波群消失。

29. 此时心电监护显示的心律最大可能是
    A. 心室颤动
    B. 无脉性室性心动过速
    C. 无脉性电活动
    D. 心脏停搏
    E. 室上性心动过速

30. 作为值班护士,你应该呼救,并
    A. 继续建立静脉通路
    B. 尽快完成血标本采集
    C. 立即描记 18 导联心电图
    D. 立即准备给予除颤
    E. 更换各导联电极片,再评估

31. 在胸外按压过程中,医生最可能下达的口头医嘱是
    A. 阿托品 1mg,立即静脉注射
    B. 胺碘酮 300mg,立即静脉注射
    C. 利多卡因 100mg,立即静脉注射
    D. 肾上腺素 1mg,立即静脉注射
    E. 异丙肾上腺素 1mg,立即静脉注射

32. 经过抢救,患者恢复窦性心律。下一步的重点任务是
    A. 适当保持过度通气状态
    B. 迅速做好行 PCI 的准备
    C. 尽量维持血压在较高水平,增加脑灌注压
    D. 给予目标温度管理
    E. 客观评估患者预后恢复情况

三、简答题

1. 简述心搏骤停的临床表现。
2. 根据《2020 AHA 心肺复苏及心血管急救指南》,简述院内和院外成人生存链的内容。
3. 简述基础生命支持的步骤。
4. 简述心肺复苏效果的判断内容。
5. 简述高级心血管生命支持控制气道的方法及其应用要点。
6. 简述心肺复苏过程中常用药物的作用及其用法(列举 3 种)。
7. 列出引起心搏骤停的可逆性病因(5H、5T)。

8. 列出心搏骤停后的治疗后续目标。

四、病例分析题

患者,男,56岁,从事脑力劳动工作,长期处于繁忙和紧张工作状态。近几日自觉劳累,四肢乏力,胸部亦感不适,故下午请假回家休息。途中,出现明显心前区不适,随即打电话告诉家人,家人嘱其立即到某医院急诊科就诊。患者到达急诊科分诊台前尚未说明情况便突然意识丧失,倒地抽搐。

1. 作为现场值班的分诊护士,应立即采取哪些抢救措施?

2. 治疗区内医生、护士到达后,将可能对患者采取哪些进一步的复苏措施?

3. 患者经及时抢救恢复窦性心律后,护士应配合采取哪些急救措施?

【参考答案】

一、名词解释

1. 心搏骤停指心脏有效射血功能的突然终止。

2. 心脏性猝死指急性症状发作后1h内发生的以意识突然丧失为特征、由心脏原因引起的死亡。

3. 心肺复苏是针对心搏骤停患者所采取的抢救措施,即应用胸外按压形成暂时的人工循环并恢复心脏自主搏动和血液循环,用人工通气代替自主呼吸并恢复自主呼吸,达到促进苏醒和挽救生命的目的。

4. 心肺脑复苏,即对心搏骤停患者采取的使其恢复自主循环和自主呼吸,并尽早加强脑细胞损伤防治和促进脑功能恢复的紧急医疗救治措施。

5. 成人生存链指对突然发生心搏骤停的成人患者所采取的一系列规律有序的步骤、规范有效的救护措施,将这些抢救环节以环链形式连接起来,就构成了一个挽救生命的"生命链"。

6. 基础生命支持,又称初级心肺复苏,指采用徒手和/或借助设备来维持心搏骤停患者循环和呼吸的最基本抢救方法。

7. 高级心血管生命支持是在基础生命支持的基础上,通过应用辅助设备、特殊技术和药物等更有效的呼吸、循环支持措施,以恢复自主循环或维持循环和呼吸功能的进一步支持治疗。

二、选择题

1. A　　2. C　　3. C　　4. D　　5. E　　6. A　　7. B　　8. C　　9. B　　10. D

11. E　　12. A　　13. C　　14. E　　15. E　　16. D　　17. A　　18. E　　19. B　　20. C

21. A　　22. C　　23. B　　24. C　　25. E　　26. B　　27. A　　28. C　　29. A　　30. D

31. D　　32. B

三、简答题

1. 心搏骤停的临床表现　心搏骤停患者可发生典型"三联征",包括突发意识丧失、呼吸停止和大动脉搏动消失。临床上具体可表现为:①意识突然丧失,可伴有全身短暂性抽搐和大小便失禁,随即全身松软;②大动脉搏动消失,触摸不到颈动脉搏动;③呼吸停止或先呈叹息样呼吸,继而停止;④面色苍白或青紫;⑤双侧瞳孔散大。如果呼吸先停止或严重缺氧,则表现为进行性发绀、意识丧失、心率逐渐减慢,随后心搏停止。

2. 院外成人生存链内容　①启动应急反应系统;②高质量心肺复苏;③除颤;④高级心肺复苏;⑤心搏骤停恢复自主循环后治疗;⑥康复。

院内成人生存链内容:①及早识别与预防;②启动应急反应系统;③高质量心肺复苏;④除颤;⑤心搏骤停恢复自主循环后治疗;⑥康复。

3. 基础生命支持的步骤　①在安全情况下,快速识别和判断心搏骤停,检查时间应至少5s但不超过10s。②胸外心脏按压:在胸部正中、胸骨下半部以每分钟100~120次的频率进行胸外按压,按压深度至少为5cm,但不超过6cm,保证胸廓完全回弹,尽量减少按压中断。③开放气道:常用开放气道方法为仰头抬颏法和托颌法。④人工通气:每30次胸外按压后,应立即给予2次人工通气,每次通气应持续1s,使胸廓明显起伏,但应注意避免过度通气。如果患者有自主循环存在,人工通气的频率为每分钟10次(每6s给予人工通气 1 次)。婴儿和儿童的通气频率为 20~30 次/min。⑤有条件时,尽快实施电除颤治疗。

4. 判断心肺复苏是否有效,可注意观察 ①大动脉搏动:停止按压后,触摸成人患者颈动脉、儿童患者颈动脉或股动脉、婴儿患者肱动脉有搏动,说明患者自主循环已恢复。如停止按压,搏动亦消失,则应继续进行胸外按压。按压期间,每一次按压可以摸到一次大动脉搏动,说明按压有效。②自主呼吸出现:如果复苏有效,自主呼吸亦可能恢复。③瞳孔:复苏有效时,瞳孔由散大开始回缩,如瞳孔由小变大、固定,则说明复苏无效。④面色及口唇:复苏有效时,可见面色由发绀转为红润。如若变为灰白,则说明复苏无效。⑤神志:复苏有效,可见患者有眼球活动,睫毛反射与对光反射出现,甚至手脚开始抽动,肌张力增加。

5. 高级心血管生命支持控制气道的方法及其应用要点 ①口咽通气管(OPA):主要应用于意识丧失、无咽反射的患者,不可用于有意识或半清醒的患者。②鼻咽通气管(NPA):适用于有气道堵塞,或因牙关紧闭或颌面部创伤等不能应用 OPA 且有气道堵塞危险的清醒或半清醒(咳嗽和咽反射正常)的患者。但对于严重颅面部外伤疑有颅底骨折的患者应慎用,防止其误置入颅内。③气管插管:适用于患者心搏骤停,没有自主呼吸,球囊面罩通气装置不能提供足够的通气时。④其他:包括食道-气管联合导管、喉罩气道、喉导管等。

6. 心肺复苏过程中常用药物的作用及其用法 ①肾上腺素:主要是通过兴奋 α-肾上腺素受体的作用,收缩外周血管,提高血压,增加冠状动脉和脑等其他重要脏器的灌注压。其用法是 1mg 经静脉或骨髓通路推注,每 3~5min 一次。②胺碘酮:一种抗心律失常药物,可影响钠、钾和钙通道的合成,具有阻滞 α-肾上腺素受体、β-肾上腺素受体的特性。对于心搏骤停患者,其用法是首次 300mg,静脉或骨髓通路推注。如无效,可隔一个周期(给予肾上腺素)再给予 150mg 静脉推注。③利多卡因:可降低心室肌传导纤维的自律性和兴奋性,相对地延长心室有效不应期,提高室颤阈值。初始剂量为 1~1.5mg/kg,静脉或骨髓通路推注;之后每间隔 5~10min 再推注 0.5~0.75mg/kg,直到最大剂量为 3mg/kg。④镁剂:能有效终止尖端扭转型室性心动过速。如果心室颤动/无脉性室性心动过速心搏骤停与尖端扭转型室性心动过速有关,可给予硫酸镁 1~2g 溶于 5% 葡萄糖溶液 10ml 中缓慢(5~20min)静脉注射。⑤碳酸氢钠:纠正酸中毒,初始剂量 1mmol/kg(如为 5% 的溶液,1ml=0.6mmol)静脉滴注,之后根据血气分析结果调整补给量。⑥阿托品:是副交感神经拮抗剂,可以解除迷走神经对心脏的抑制,从而提高窦房结的自律性,促进心房和房室结的传导,加快心率。救治血流动力学不稳定的心动过缓时,首次静脉推注 0.5mg,每隔 3~5min 可重复一次,总剂量为 3mg。

7. 引起心搏骤停的可逆性病因 ①5H:低氧血症、低血容量、氢离子(酸中毒)、低钾血症/高钾血症和低温;②5T:张力性气胸、心包压塞、毒素、肺动脉血栓形成和冠状动脉血栓形成。

8. 心搏骤停后的治疗后续目标 ①目标温度管理(TTM),优化生存和神经功能的恢复;②识别并治疗急性冠脉综合征(ACS);③优化机械通气,尽量减少肺损伤;④降低多器官损伤的风险,根据需要支持脏器功能;⑤客观评估预后恢复情况;⑥需要时协助生存者进行康复。

四、病例分析题

1. 可采取以下急救措施 ①在安全情况下,快速判断患者意识、呼吸和颈动脉搏动,检查时间应至少 5s 但不超过 10s;②一旦确定患者为心搏骤停,立即呼救,同时立即以每分钟 100~120 次的频率对患者进行胸外按压,按压深度至少为 5cm,但不超过 6cm,保证胸廓完全回弹,尽量减少按压中断;③采取仰头抬颏法开放气道;④每 30 次按压后,给予通气 2 次,每次通气应持续 1s,使胸廓明显起伏,注意避免过度通气;⑤有条件时,尽快实施电除颤治疗。

2. 进一步的复苏措施 ①接替分诊护士持续给予高质量的胸外按压与通气;②连接心电、血压监护仪或除颤器等心电示波装置或心电图机进行持续心电监测,及时发现并准确辨认心律失常,如心室颤动时,立即给予除颤;③在不中断 CPR 和快速除颤的前提下,迅速建立静脉或骨髓通路,在胸外按压过程中和检查心律后,尽快遵医嘱给予下列复苏药物——肾上腺素、胺碘酮、利多卡因、镁剂、碳酸氢钠、阿托品等;④配合建立高级气道,给予有效通气支持和氧疗;⑤通过尽早描记 12 导联心电图,及时采集静脉血本获取检验相关生化指标、放射线检查等措施寻找并治疗心搏骤停的原因。

3. 护士应配合采取的急救措施 心搏骤停后治疗措施包括维持有效的循环、呼吸与神经系统的功能,特别是脑灌注,及时提供目标温度管理与经皮冠状动脉介入治疗,提供其他重症监护管理等,可分为两个阶段。

初始稳定阶段:①气道管理,如果此时还未置入气管插管,应尽快置入,并通过描记二氧化碳波形图或二氧化碳测定,确认并监测气管插管的位置。②管理呼吸参数,置入气管插管后,初始通气频率为10 次/min;调整通气和调整 FiO_2,使得血氧饱和度 SpO_2 达到 92%~98%;持续调整通气,直到 $PetCO_2$ 为35~40mmHg。③管理血流动力学参数,对于目标收缩压 >90mmHg 或平均动脉压 >65mmHg 的患者,应给予晶体液和/或血管加压药或强心剂。

持续管理以及其他紧急措施:①紧急心脏介入治疗,及早对患者描记 12 导联心电图;考虑血流动力学指标以决定是否进行心脏介入治疗。如果心电图显示 ST 段抬高,血流动力学提示不稳定性心源性休克,或需要机械循环支持,则考虑紧急心脏介入治疗。②脑复苏,心搏骤停后最常发生脑损伤,是引起死亡的最常见原因。A. 目标体温管理:如果患者不遵循指令、陷入昏迷,应尽快开始目标体温管理,指南建议使用带有反馈回路的冷却装置,目标温度范围设定为 32~36℃,持续 24h,但在目标体温管理后应注意积极预防昏迷患者的发热。B. 防治脑缺氧和脑水肿:应用渗透性利尿剂脱水;促进早期脑血流灌注,应避免收缩压低于90mmHg,平均动脉压低于 65mmHg;高压氧治疗。C. 其他重症监护管理:持续监测核心体温;维持正常的血氧、血二氧化碳和血糖水平;提供连续或间断的脑电图监测,并描记脑部 CT;提供肺保护性通气。

(王毅欣)

第六章 急 性 中 毒

【重点和难点解析】

学习重点:

1. 急性百草枯中毒、一氧化碳中毒、急性酒精中毒的概念。

2. 不同种类急性中毒的相关机制。

3. 各种急性中毒的病情评估与救治流程。

学习难点:

1. 各类常见毒物中毒的特征性临床表现。

2. 常见毒物的中毒机制。

3. 急性中毒严重程度分型。

4. 急性中毒的急救以及观察要点。

【课后复习题】

一、名词解释

1. 中毒后"反跳"

2. 迟发性多发性神经病

3. 中间型综合征

4. 药物滥用

5. 戒断综合征

6. 急性中毒

7. 中毒性脑病

8. 急性百草枯中毒

9. 急性酒精中毒

二、选择题

（一）A₁ 型题

1. 口服中毒患者下列情况可用吸引器洗胃，**除外**
   - A. 昏迷
   - B. 妊娠
   - C. 伴有器质性心脏病
   - D. 体质衰弱
   - E. 强腐蚀剂中毒

2. 下列哪种有机磷杀虫药中毒易出现中毒后"反跳"
   - A. 对硫磷（1605）
   - B. 敌百虫
   - C. 敌敌畏
   - D. 乐果及马拉硫磷
   - E. 内吸磷（1059）

3. 可发生双侧瞳孔缩小的是
   - A. 颅内压增高
   - B. 敌敌畏中毒
   - C. 阿托品中毒
   - D. 硬脑膜外血肿
   - E. 颞叶钩回疝

4. 诊断有机磷杀虫药中毒的特异性化验是检测哪一种酶的活性
   - A. 过氧化氢酶
   - B. 肌酸激酶
   - C. 谷丙转氨酶
   - D. 胆碱酯酶
   - E. 乳酸脱氢酶

5. 巴比妥类中毒迅速清除毒物的措施**不正确**的是
   - A. 洗胃
   - B. 活性炭及导泻
   - C. 碱化尿液、利尿
   - D. 血液透析、血液灌流
   - E. 尽快应用氟马西尼拮抗

6. 急性中毒时，下列哪种情况**不宜**洗胃
   - A. 昏迷
   - B. 服强腐蚀性毒物
   - C. 发病初有惊厥
   - D. 服毒 6h 以上
   - E. 有机磷杀虫药中毒

7. 有机磷杀虫药中毒的烟碱样症状是
   - A. 瞳孔小如针尖
   - B. 肌纤维颤动
   - C. 呕吐物有大蒜味
   - D. 大汗淋漓
   - E. 呼吸困难

8. 口服中毒已超过 6h，也应彻底洗胃，其原因是
   - A. 毒物作用引起肠蠕动加快
   - B. 毒物作用引起胃蠕动加快
   - C. 毒物作用引起幽门梗阻
   - D. 胃排空减慢，毒物仍可滞留在胃内
   - E. 口服中毒者，洗胃是唯一的治疗方法

9. 过量服用苯巴比妥后的临床症状中，可判断为中度中毒的是
   - A. 嗜睡或浅昏迷、腱反射消失、呼吸浅而慢、眼球震颤
   - B. 嗜睡、注意力不集中、言语不清，可唤醒，有判断力和定向力障碍
   - C. 意识障碍有周期性波动，有抗胆碱能神经症状，如瞳孔散大等
   - D. 进行性中枢神经系统抑制，由嗜睡到深昏迷，呼吸浅慢甚至停止、血压下降甚至休克、体温不升、腱反射消失
   - E. 可有明显的呼吸抑制，出现锥体束征，如腱反射亢进、肌张力增强、抽搐等

10. 以下**不是**判断镇静催眠药中毒病情危重指标的是
    - A. 昏迷
    - B. 气道梗阻、呼吸衰竭
    - C. 休克、急性肾衰竭
    - D. 心律失常
    - E. 合并感染，如肺炎

11. 吗啡和海洛因过量的重症患者常表现为
    - A. 狂躁、瞳孔针尖样缩小、呼吸抑制"三联征"
    - B. 狂躁、瞳孔散大、呼吸抑制"三联征"
    - C. 昏迷、瞳孔针尖样缩小、呼吸抑制"三联征"
    - D. 昏迷、瞳孔针尖样缩小、呼吸浅快"三联征"
    - E. 狂躁、瞳孔散大、呼吸浅快"三联征"

12. 阿片类药物过量的特效拮抗剂是
    A. 地西泮　　　　　　　　　B. 阿托品　　　　　　　　　C. 尼可刹米
    D. 纳洛酮　　　　　　　　　E. 氟马西尼

13. 对于百草枯中毒描述**不正确**的是
    A. 百草枯中毒是常见的农药中毒类型之一
    B. 百草枯中毒是死亡绝对数第一位的农药中毒类型
    C. 患者呼出气为大蒜味
    D. 中毒晚期出现的肺泡内和肺间质纤维化,是百草枯中毒患者致死的主要原因
    E. 严重的低钾血症是百草枯中毒常见的电解质紊乱之一

14. 急性百草枯中毒的主要表现**不包括**
    A. 口咽部及食管灼伤　　　　B. 恶心、呕吐　　　　　　　C. 惊厥
    D. 腹痛　　　　　　　　　　E. 呕血、便血

15. 百草枯中毒现场急救**错误**的是
    A. 接触量大者立即脱离现场
    B. 皮肤污染时立即用流动清水或肥皂水冲洗 15min
    C. 眼污染时立即用清水冲洗
    D. 口服者立即给予催吐和洗胃
    E. 迅速给予足量阿托品

16. 百草枯中毒时关于肺损害的描述**错误**的是
    A. 呼吸系统损害的临床表现最为突出
    B. 肺是百草枯毒性损害的主要靶器官之一
    C. 临床表现主要有胸闷、气短、进行性呼吸困难
    D. 百草枯所致的肺损伤可引起急性呼吸窘迫综合征
    E. 中毒性肺水肿和重症中毒性肺炎是百草枯中毒晚期死亡的主要原因

17. 血液 COHb(碳氧血红蛋白)浓度达到多少时,即可提示一氧化碳中毒
    A. 10%~20%　　　　　　　　B. 20%~30%　　　　　　　　C. 30%~40%
    D. 50%~60%　　　　　　　　E. 60%~70%

18. 诊断一氧化碳中毒的主要依据是
    A. 现场有煤气味　　　　　　B. 冬季夜间睡眠中昏迷　　　C. 皮肤黏膜呈樱桃红
    D. 血氧饱和度下降　　　　　E. 血液碳氧血红蛋白浓度升高

19. 治疗急性酒精中毒首选用
    A. 细胞色素 C　　　　　　　B. 纳洛酮　　　　　　　　　C. 甘露醇
    D. 氟马西尼　　　　　　　　E. 抗生素

20. 急性酒精中毒的临床表现描述**错误**的是
    A. 出现头痛、兴奋、欣快感、语言增多
    B. 出现肌肉运动不协调
    C. 出现言语含混不清
    D. 表现为昏睡、瞳孔扩大、体温降低、呼吸慢而有鼾声
    E. 发生酒精中毒性心肌病

21. 急性酒精中毒昏迷期最主要的死因是
    A. 共济失调　　B. 休克　　　　C. 心律失常　　　D. 呼吸麻痹　　E. 脑水肿

22. 被蜜蜂严重蜇伤后应立即采取的措施是
    A. 立即用清水冲洗伤口　　　　　　　　B. 立即将毒刺拔出并挤出毒液

    C. 立即进行局部冷敷　　　　　　　　　　D. 积极抗休克治疗

    E. 口服或肌内注射抗组胺药

23. 以下有关蜱虫咬伤的描述**错误**的是

    A. 蜱虫叮咬部位常见于眼皮、耳朵

    B. 蜱虫依靠吸食宿主血液为生，可通过叮咬人畜散播多种病原体

    C. 应尽快移除蜱虫，若蜱虫吸附太紧，可强行拔除

    D. 取出虫体后，用碘酒、75% 乙醇做局部消毒处理

    E. 蜱虫叮咬后一定要多加重视观察身体状况，出现不适及时就医

24. 关于毒蛇咬伤的早期处理，下列正确的是

    A. 快速到医院救治

    B. 近心端绑扎，松紧度以阻断远端动脉搏动为宜

    C. 伤口深者及早切开达肌层，以利排毒

    D. 尽快以三棱针刺牙痕周围，排出毒液

    E. 疼痛难忍者可浸泡于 37℃ 热水中 3~4h

（二）A_2 型题

25. 患者，男，47 岁。患者因神志不清 2h 被送入急诊科，呼气带有大蒜味，急查全血胆碱酯酶活力为 58%，考虑为有机磷杀虫药中毒，患者会出现

    A. 瞳孔缩小　　　　　　B. 瞳孔扩大　　　　　　C. 黄疸

    D. 血红蛋白尿　　　　　E. 皮肤呈樱桃红色

26. 患者，男，42 岁。患者在有机磷杀虫药急性中毒症状消失 3 周后，出现下肢瘫痪、四肢肌肉萎缩等神经系统症状，发生了

    A. 中间综合征　　　　　B. 迟发性多发性神经病　　　　C. 中毒后遗症

    D. 神经精神后发症　　　E. 脑血管病

27. 患者，男，36 岁。患者昏迷，瞳孔等大似针尖样，面部、胸部肌肉震颤，两肺有湿啰音，血、尿常规正常，最大可能是

    A. 中毒性肺炎　　　　　B. 糖尿病昏迷　　　　　C. 有机磷杀虫药中毒

    D. 一氧化碳中毒　　　　E. 中暑

28. 患者，女，22 岁。患者服敌百虫农药中毒，双侧瞳孔缩小，排尿有大蒜味，来门诊后立即洗胃以清除毒物，最佳的洗胃液是

    A. 蛋白水　　　　　　　B. 1∶20 000~1∶15 000 高锰酸钾　　　C. 2%~4% 碳酸氢钠

    D. 镁乳　　　　　　　　E. 3% 过氧化氢

29. 患者，女，46 岁。患者在与家人发生口角后自服百草枯 50ml，被家人送入院，入院 2d 后死亡。该患者死亡原因最有可能是

    A. 多脏器功能衰竭　　　B. 肺纤维化　　　　　　C. 急性呼吸窘迫综合征

    D. 心搏骤停　　　　　　E. 脑水肿

30. 患者，女，38 岁。患者在田间喷洒"百草枯"农药时不慎污染衣物。为了避免农药经皮肤黏膜吸收而发生中毒。该女性应立即

    A. 去医院就诊　　　　　B. 脱离现场，脱去污染衣物　　　C. 肥皂水清洗皮肤

    D. 用热水冲洗皮肤　　　E. 用酒精擦洗皮肤

31. 患者，女，50 岁。患者因"煤气中毒 4h"入院，现处于深昏迷，血液中 COHb 浓度为 60%，BP 80/50mmHg，初步诊断为一氧化碳中毒，该患者的中毒类型是

    A. 轻度中毒　　　　　　B. 中度中毒　　　　　　C. 重度中毒

    D. 慢性中毒　　　　　　E. 极重度中毒

32. 患者,男,45 岁,饮酒史近 20 年。昨天患者与同事一起饮白酒近 400ml,出现明显的烦躁不安、过度兴奋。针对目前患者的情况,可选用的镇静药物是

    A. 小剂量地西泮　　　　　　B. 吗啡　　　　　　　　C. 氯丙嗪

    D. 苯巴比妥类　　　　　　　E. 水合氯醛

33. 患者,女,45 岁。患者饮用红酒 600ml 后出现脸色潮红,轻微眩晕,语言增多,诊断为酒精中毒。下列医嘱中,对治疗酒精中毒**无效**的是

    A. 反复洗胃　　　　　　　　B. 静脉推注纳洛酮　　　　C. 静脉滴注维生素

    D. 静脉滴注抗生素　　　　　E. 静脉滴注葡萄糖

34. 某患儿因在公园玩耍时被蝎子蜇伤就诊,关于紧急处理**不正确**的是

    A. 近心端绑扎　　　　　　　B. 弱碱性溶液冲洗伤口　　C. 碘伏消毒

    D. 取出毒钩　　　　　　　　E. 对症治疗

35. 患者,女,30 岁。患者主诉被虫咬伤,面部左侧有灼痒感,局部红肿,中央有一瘀点,并有水疱,口唇出现高度水肿,出现发热、头痛、头晕、恶心、呕吐等症状。该患者的处理应首先

    A. 立即清创　　　　　　　　　　　　B. 用过氧化氢冲洗

    C. 检查是否有毒刺残留在皮肤内　　　D. 注射抗生素

    E. 给予抗过敏治疗

36. 某患儿在草丛玩耍时,不慎被蛇咬伤,进行现场急救时,下列做法**不正确**的是

    A. 在伤口近心端环形缚扎伤肢　　　　B. 抬高伤肢

    C. 伤口排毒　　　　　　　　　　　　D. 嘱患儿切勿奔跑

    E. 立即呼救

（三）A₃ 型题

（37~39 题共用题干）

某化工厂工人有毒气体中毒。

37. 应首先采取的救治措施是

    A. 洗胃　　　　　　　　　　B. 迅速脱离有毒环境　　　C. 清理皮肤

    D. 利尿　　　　　　　　　　E. 输液

38. 患者被送上救护车时心搏骤停,应首先采取的救治措施是

    A. 脱水　　　　　　　　　　B. 特效解毒剂　　　　　　C. 洗胃

    D. 导尿　　　　　　　　　　E. 心肺复苏

39. 患者经抢救后心搏恢复,仍昏迷,应采取的护理措施**不包括**

    A. 保持呼吸道通畅　　　　　B. 根据病情吸氧　　　　　C. 洗胃

    D. 观察病情　　　　　　　　E. 保暖、防坠落

（40~41 题共用题干）

患者,男,50 岁。患者因在使用百草枯除草时手部被锐器划伤,手部伤口随后出现暗红斑和水疱。但因农务繁忙未及时处理,傍晚回家时出现咳嗽、胸闷、呼吸困难等症状。遂入急诊科治疗。

40. 针对该患者,需要进行评估的内容**不包括**

    A. 询问患者中毒的时间和经过　　　　B. 百草枯配制浓度

    C. 有无烟碱样症状　　　　　　　　　D. 患者既往健康状况

    E. 呼吸系统异常状况

41. 针对该患者,首先要实施的护理措施是

    A. 用碱性液体充分洗胃　　　　　　　B. 给予心电、呼吸、血压监测

    C. 开放气道,保持呼吸道通畅　　　　D. 彻底清洗被污染皮肤

    E. 氧气吸入

(42~44 题共用题干)

患者,女,50 岁。患者因煤气中毒 24h 入院,深昏迷、四肢湿冷、面色苍白、血压下降、抽搐。

42. 目前患者属于

  A. 轻度中毒   B. 中度中毒   C. 重度中毒   D. 极重度中毒 E. 慢性中毒

43. 进一步的抢救措施为

  A. 地塞米松静脉注射   B. 高压氧治疗   C. 甘露醇静脉注射

  D. 补充高能量液体   E. 应用脑活性药物

44. 经高压氧治疗后患者神志清醒,全身症状好转,可能的后遗症是

  A. 肾功能损害   B. 肝功能损害   C. 记忆力减退

  D. 迟发性脑病   E. 肺功能损害

(45~47 题共用题干)

患者,男,36 岁。家属诉 1h 前患者饮白酒(约 500ml)后,意识不清,呼之不应,旁有呕吐物,呼出气可闻及酒味,无抽搐,伴有小便失禁,即拨打急救电话,由救护车送入急诊科就诊。查体:T 36.5℃,P 95 次/min,R 20 次/min,BP 110/70mmHg,醉酒状态,双侧瞳孔等大等圆,对光反射灵敏,颅脑 CT 示:颅内未见明显异常。

45. 该患者最可能的诊断是

  A. 酒精中毒   B. 有机磷中毒   C. 地西泮中毒

  D. 苯丙胺中毒   E. 农药中毒

46. 针对该患者,首先要实施的护理措施是

  A. 尽快建立 2 条静脉输液通路

  B. 遵医嘱及时应用纳洛酮

  C. 保持呼吸道通畅,头偏向一侧,清理口鼻分泌物

  D. 给氧

  E. 备好急救物品及药品,给予心电监测

47. 出现神经定位体征者,应给予的检查是

  A. 心电图检查   B. 头颅 CT 检查   C. X 线检查

  D. 血生化检查   E. 血清酒精浓度检查

(48~49 题共用题干)

患者,女,34 岁。患者在田间作业时,不慎被蛇咬伤,局部皮肤出现一对大而深的齿痕,伤口出血不止,周围皮肤迅速出现瘀斑、血疱。

48. 该患者进行急救时,应首先进行

  A. 立即呼救   B. 冲洗伤口   C. 反复挤压伤口

  D. 行走去医院急救   E. 早期绑扎伤处近心端的肢体

49. 为了减慢毒素吸收,伤肢应

  A. 局部按摩   B. 与心脏处于同一水平   C. 局部热敷

  D. 抬高   E. 制动并下垂

(四) A₄ 型题

(50~52 题共用题干)

患者,女,39 岁。患者因被家人发现意识模糊 1h 送入急诊科。查体:T 36.8℃,P 95 次/min,R 20 次/min,BP 124/78mmHg,嗜睡,言语不清,各种反射存在。询问家属得知,3h 前患者与家人发生矛盾,情绪激动,后卧床休息,1h 前发现其言语不清,身边有"地西泮"空药盒。初步诊断为"药物中毒"。

50. 最先给予患者的救治措施是

  A. 应用纳洛酮解毒   B. 对症支持治疗   C. 洗胃

  D. 血液透析   E. 心理护理

51. 下列急救措施,**不正确**的是
   A. 立即用清水洗胃　　　　　　　　　　　B. 应用活性炭的同时给予硫酸钠导泻
   C. 血液净化治疗　　　　　　　　　　　　D. 碱化尿液、利尿
   E. 应用纳洛酮解毒

52. 下列药物中,可对镇静催眠药中毒进行拮抗的是
   A. 阿托品　　　　　　　B. 纳洛酮　　　　　　　C. 氟马西尼
   D. 苯巴比妥　　　　　　E. 曲马多缓释片

(53~54 题共用题干)

患者,女,46 岁。患者在与家人发生口角后自服百草枯 40ml。救护车到达时,患者出现口咽烧灼感,吞咽困难、恶心呕吐、腹痛。

53. 假如你是现场救护人员,首先实施的抢救措施是
   A. 立即开通静脉通路　　　B. 立即给予催吐并口服漂白土悬液　　　C. 立即开放气道
   D. 立即转送至就近医院　　　E. 立即给予吸氧

54. 转运至医院后,采取的救治措施**不正确**的是
   A. 给予洗胃、口服吸附剂、导泻等措施减少毒物继续吸收
   B. 应用利尿药和血流灌注,促进毒物排泄
   C. 早期、足量使用抗胆碱药、胆碱酯酶复能剂、解磷注射液等药物
   D. 及早给予自由基清除剂和肾上腺糖皮质激素延缓肺纤维化的发生
   E. 保护心、肾、肝等重要脏器功能

(55~57 题共用题干)

患者,男,42 岁。患者在树林中割草,不慎被蛇咬伤。

55. 为减慢毒素吸收,伤肢应
   A. 制动并下垂　　　　　　B. 抬高　　　　　　　C. 局部热敷
   D. 与心脏置于同一高度　　E. 局部按摩

56. 为降解伤口内蛇毒,可用于伤口外周封闭的是
   A. 糜蛋白酶　　　　　　　B. 胰蛋白酶　　　　　　C. 淀粉酶
   D. 脂肪酶　　　　　　　　E. 地塞米松

57. 患者自诉患肢肿胀疼痛难忍,此时护士应该
   A. 嘱患者患肢下垂　　　　　　　　　　B. 遵医嘱应用非甾体抗炎药,消肿止痛
   C. 嘱患者抬高患肢,平胸骨角或略高　　D. 用高锰酸钾冲洗伤口
   E. 鼓励患者多饮水,以促毒液排出

三、简答题

1. 简述毒物中毒机制。
2. 简述急性中毒的救治原则。
3. 简述阿片类药物过量时应用的特效拮抗剂。
4. 简述百草枯中毒的急救原则。
5. 一氧化碳中毒出现哪些表现提示病情危重?
6. 简述急性酒精中毒的临床表现。
7. 简述蜂蜇伤的救治原则。
8. 简述毒蛇咬伤的临床表现。

四、病例分析题

1. 患者,女,56 岁,因昏迷 3h 入院。家属诉患者曾情绪激动,在患者床头发现药瓶,残留液有大蒜味。患者既往体健。查体:T 37.5℃,P 62 次/min,R 6 次/min,BP 85/40mmHg,昏迷,口吐白沫,双侧瞳孔针尖样

大小,四肢湿冷多汗,口唇发绀;呼吸浅慢,双肺呼吸音粗,可闻及满布湿啰音,少许痰鸣音;HR 62 次/min,律齐,未闻及病理性杂音;腹软,查体欠合作,脑膜刺激征(-),病理征(-)。血胆碱酯酶活力为参考值的 25%。

(1) 医生初步诊断为有机磷杀虫药中毒,试述其诊断依据有哪些。

(2) 试述针对该患者的救治原则及护理措施。

2. 患者,女,26 岁。患者自诉 30min 前与丈夫吵架后自行口服百草枯,量约 10ml,出现呕吐、腹部不适。查体:T 36.5℃,P 115 次/min,R 25 次/min,BP 100/65mmHg,SpO_2 99%。入院后予以催吐洗胃等治疗措施。

(1) 医护人员应立即采取哪些抢救措施?

(2) 应做哪些辅助检查? 注意事项有哪些?

3. 患者,男,45 岁。患者饮酒史 20 余年,昨晚与同事聚会,饮白酒约 400ml。现昏迷状态,HR 130 次/min,BP 80/50mmHg,呼吸慢而有鼾音,血乙醇浓度超过 87mmol/L(400mg/dl)。未予处理,遂来急诊科就诊,拟以"急性酒精中毒"收入留观。

(1) 目前患者处于急性酒精中毒哪一期?

(2) 护士应如何护理该患者?

【参考答案】

一、名词解释

1. 中毒后"反跳"指某些有机磷杀虫药口服中毒,经急救临床症状好转后,可在数日至一周后,病情突然急剧恶化,再次出现急性中毒症状,甚至发生昏迷、肺水肿或突然死亡,此为中毒后"反跳"现象。

2. 迟发性多发性神经病指少数患者在急性中度或重度中毒症状消失后 2~3 周,出现感觉型和运动型多发性神经病变,主要表现为肢体末端烧灼感、疼痛、麻木以及下肢无力、瘫痪、四肢肌肉萎缩等。

3. 中间型综合征又称中间期肌无力综合征,指急性重度有机磷杀虫药中毒所引起的一组以肌无力为突出表现的综合征。

4. 药物滥用指非医疗目的过度地使用具有依赖性特征或依赖性潜能的精神活性药物或精神活性物质的行为,其结果必然引发药物与机体相互作用进而形成一种特殊精神状态和身体状态,导致用药人群的药物依赖性。

5. 戒断综合征指生理性依赖药物一旦突然停止使用或减少用药剂量,可导致机体已经形成的适应状态发生改变,用药者会相继出现一系列以中枢神经系统反应为主的严重症状和体征,呈现极为痛苦的感受及明显的生理功能紊乱,甚至可能危及生命。

6. 急性中毒指有毒的化学物质短时间内或一次超量进入人体而造成组织、器官器质性或功能性损害。

7. 中毒性脑病指有机磷杀虫药可直接作用于中枢神经系统,引起各种神经系统症状及脑实质的损害;一氧化碳中毒引起的缺氧及血液循环障碍可导致程度不等的意识障碍、抽搐、精神症状等,严重者出现颅内压增高症候群。

8. 急性百草枯中毒指短时间接触较大剂量或高浓度百草枯后出现的以急性肺损伤为主,伴有严重肝、肾损伤的全身中毒性疾病。

9. 急性酒精中毒又称急性乙醇中毒,指由于短时间摄入大量酒或含酒精饮料后出现行为和意识异常等中枢神经系统功能紊乱状态,严重者损伤脏器功能,导致呼吸循环衰竭,进而危及生命。

二、选择题

1. E	2. D	3. B	4. D	5. E	6. B	7. B	8. D	9. A	10. D
11. C	12. D	13. C	14. C	15. E	16. E	17. A	18. E	19. B	20. E
21. D	22. B	23. C	24. A	25. A	26. B	27. C	28. B	29. C	30. D
31. C	32. A	33. D	34. C	35. E	36. B	37. B	38. E	39. C	40. C
41. D	42. C	43. D	44. D	45. A	46. C	47. B	48. E	49. C	50. C
51. E	52. C	53. B	54. C	55. A	56. B	57. C			

三、简答题

1. 毒物中毒机制　①局部腐蚀、刺激;②缺氧;③麻醉作用;④抑制酶的活力;⑤干扰细胞膜或细胞器的生理功能;⑥竞争受体;⑦干扰 DNA 及 RNA 合成。

2. 急性中毒的救治原则　①立即终止接触毒物;②清除尚未吸收的毒物;③促进已吸收毒物的排出;④特效解毒剂的应用;⑤对症治疗;⑥护理措施。

3. 阿片类药物过量时应用的特效拮抗剂　①纳洛酮:为阿片受体拮抗剂,可迅速逆转药物中毒所致的昏迷和呼吸抑制。用法:首剂 0.4~0.8mg 静脉注射,10~20min 重复一次,直至呼吸抑制解除或总量达 10mg。②烯丙吗啡:主要拮抗吗啡作用。用法:首剂 5~10mg 静脉注射,20min 重复一次,总量 <40mg。

4. 百草枯中毒的急救原则　①现场急救:立即给予催吐并口服漂白土溶液,或者就地取材用泥浆水 100~200ml 口服。②减少毒物吸收:尽快脱去污染的衣物,清洗被污染的皮肤、毛发、眼部;给予洗胃、口服吸附剂、导泻等措施,减少毒物的继续吸收。③促进毒物排泄:除常规输液、应用利尿药外,应尽早在患者服毒后 6h 内进行血液灌流或血液透析。④防治肺水肿或肺纤维化:及早按医嘱给予抗氧化剂。早期大剂量应用肾上腺糖皮质激素,可延缓肺纤维化的发生,降低百草枯中毒的死亡率。⑤对症与支持疗法:保护胃黏膜,保护肝、肾、心脏功能,防治肺水肿,积极控制感染。

5. 一氧化碳提示病情危重的表现　①持续抽搐、昏迷达 8h 以上;②$PaO_2 < 36mmHg$,$PaCO_2 > 50mmHg$;③昏迷,伴严重的心律失常或心力衰竭;④并发肺水肿。

6. 急性酒精中毒的临床表现　急性酒精中毒的临床表现与饮酒量及个人耐受性有关,分为三期。

(1) 兴奋期:血乙醇浓度 >50mg/dl,有欣快感、兴奋、多语、情绪不稳、喜怒无常,可有粗鲁行为或攻击行为,也可沉默、孤僻,颜面潮红或苍白,呼气带酒味。

(2) 共济失调期:血乙醇浓度 >150mg/dl,表现为肌肉运动不协调,行动笨拙、步态不稳,言语含混不清、眼球震颤、视物模糊、复视、恶心、呕吐、嗜睡等。

(3) 昏迷期:血乙醇浓度 >250mg/dl,患者进入昏迷期,表现为昏睡、瞳孔散大、体温降低。血乙醇浓度 >400mg/dl 时,患者陷入深昏迷,心率快、血压下降,呼吸慢而有鼾音,并可出现呼吸、循环麻痹而危及生命。重症患者还可并发意外损伤,水、电解质紊乱,酸碱失衡、低血糖症、肺炎、急性肌病,甚至出现急性肾衰竭等。

7. 蜂蜇伤的救治原则　蜂蜇后先检查是否有毒刺残留在皮肤内,若有则用镊子拔出,再用吸引器将毒汁吸出,外用 10% 氨水或 5%~10% 碳酸氢钠溶液冷湿敷。胡蜂蜇伤后应用弱酸性溶液外敷,再酌情口服或肌内注射抗组胺药。过敏性休克者积极抗休克治疗。

8. 毒蛇咬伤的临床表现　①局部表现:局部伤处疼痛,肿胀蔓延迅速,淋巴结肿大,皮肤出现血疱、瘀斑,甚至局部组织坏死。②全身表现:全身虚弱、口周感觉异常、肌肉震颤,或发热恶寒、烦躁不安、头晕目眩、言语不清、恶心呕吐、吞咽困难、肢体弛缓性瘫痪、腱反射消失、呼吸抑制,最后导致循环呼吸衰竭。部分患者伤后可因广泛的毛细血管渗漏引起肺水肿、低血压、心律失常;皮肤黏膜及伤口出血,血尿、尿少,出现肾功能不全以及多器官功能衰竭。

四、病例分析题

1. (1) 诊断依据:①病史。患者曾情绪激动,在患者床头发现药瓶,残留液有大蒜味。②体征。患者昏迷、口吐白沫、双侧瞳孔针尖样大小、四肢湿冷多汗、呼吸浅慢、双肺呼吸音粗,可闻及满布湿啰音。③检查。血胆碱酯酶活力为参考值的 25%。

(2) 针对该患者的救治原则及护理措施:①立即终止接触毒物。迅速脱去污染衣物,彻底清洗污染的皮肤、毛发、外耳道、手部、指甲。②清除尚未吸收的毒物。用清水反复洗胃,直至洗出液清亮为止,然后用硫酸钠导泻。③促进已吸收毒物的排出。可采用血液净化治疗。④特效解毒剂的应用。早期、足量、联合、重复应用解毒剂,如阿托品/盐酸戊乙奎醚、胆碱酯酶复能剂等。⑤及时对症治疗酸中毒、低钾血症、严重心律失常、休克、消化道出血、肺内感染、弥散性血管内凝血(DIC)、多器官功能障碍综合征(MODS)等;防治中间型综合征、中毒后"反跳"、迟发性多发性神经病。⑥护理措施。清除呼吸道分泌物,保持呼吸道通畅并给氧,必要时应用机械通气;阿托品/盐酸戊乙奎醚、胆碱酯酶复能剂等用药护理;严密观察生命体征,即使在"阿托品化"后亦不应忽视;心理护理。

2. (1) 给予洗胃、口服吸附剂、导泻等措施减少毒物的继续吸收。除常规输液、应用利尿药外,应尽早在患者服毒后 6h 内进行血液灌流或血液透析。遵医嘱给予药物防治肺水肿及肺纤维化,并积极对症治疗。

(2) 取患者尿液或血标本检测百草枯(样本要保存在塑料试管内,不可用玻璃试管)。血清百草枯检测有助于判断病情的严重程度和预后,血液百草枯浓度精确定量超过 0.5μg/ml 或尿液快速半定量检测百草枯浓度超过 30μg/ml 提示病情严重;血液百草枯浓度精确定量超过 1.0μg/ml 或尿液快速半定量检测百草枯浓度超过 100μg/ml 提示预后不良。

3. (1) 目前患者处于昏迷期。患者血乙醇浓度 >400mg/dl,已陷入昏迷状态,心率快、血压下降,呼吸慢而有鼾音,均为急性酒精中毒昏迷期表现。

(2) 护士采取的护理措施:①保持气道通畅,吸氧。取侧卧位,及时清除呕吐物及呼吸道分泌物,防止窒息,必要时给予气管插管、机械通气。②保暖,维持正常体温。③给予心电监护,密切观察病情及生命体征变化,注意瞳孔变化。④建立静脉通道,维持循环功能,适当补液,注意电解质情况。⑤遵医嘱给药,注意用药后反应,纳洛酮治疗酒精中毒能够增加呼吸频率,使其迅速清醒,改善症状。用药过程中要严密观察血压、呼吸、心律变化。

(尹磊 樊落)

第七章 常见内外科急症

【重点和难点解析】

学习重点:

1. 发热、急性发热、超高热、脑卒中、缺血性脑卒中、休克、呼吸困难、急性肺栓塞、慢性阻塞性肺疾病、糖尿病酮症酸中毒、高渗高血糖综合征、低血糖症、急性腹痛的概念。

2. 发热、急性发热、超高热、脑卒中、缺血性脑卒中、休克、呼吸困难、急性肺栓塞、急性呼吸窘迫综合征、糖尿病酮症酸中毒、高渗高血糖综合征、低血糖症、急性腹痛的相关机制。

3. 发热的评估与救治程序,脑卒中的快速筛查方法,脑梗死与脑出血的鉴别评估、救治原则。

4. 室上性心动过速、心房颤动、室性心动过速、尖端扭转型室性心动过速、心室颤动、二度Ⅱ型房室传导阻滞和三度房室传导阻滞的心电图特征。

5. 结合临床表现、体格检查和辅助检查结果,准确实施急性胸痛的评估与判断。

6. 准确实施急性冠脉综合征的院前、院内急救护理。

学习难点:

1. 发热的病情评估。

2. 超高热的急救措施。

3. 脑卒中严重程度评估与判断。

4. 脑梗死与脑出血的鉴别评估。

5. 各类休克的特点和血流动力学特征。

6. 呼吸困难的病情严重程度评估与判断。

7. 严重心律失常的病情严重程度评估与判断。

8. 心律失常的救治原则及护理措施。

9. 准确识别 ST 段抬高型心肌梗死(STEMI)心电图、实验室检查结果。

10. 准确理解 STEMI 高危特征和非 ST 段抬高型心肌梗死/不稳定型心绞痛(NSTEMI/UA)危险分层。

11. 准确实施急性冠脉综合征的急救用药护理和并发症的监测与处理。

12. 糖尿病酮症酸中毒、高渗高血糖综合征、低血糖症的即刻护理措施及病情观察要点。

【课后复习题】

一、名词解释

1. 发热
2. 急性发热
3. 脑卒中
4. 休克
5. 急性肺栓塞
6. 慢性阻塞性肺疾病
7. 严重心律失常
8. 胸痛
9. 糖尿病酮症酸中毒
10. 急性腹痛

二、选择题

（一）A₁ 型题

1. 根据热度分类，口腔温度 38.8℃ 属于
    A. 低热
    B. 中等热
    C. 高热
    D. 超高热
    E. 恶性高热

2. 急性发热最常见的病因是
    A. 感染性疾病
    B. 肿瘤性疾病
    C. 代谢性疾病
    D. 结缔组织疾病
    E. 栓塞性疾病

3. 患者体温 39℃ 数小时，面色潮红、皮肤灼热、口唇干燥、呼吸脉搏加快、全身不适，此时患者处于
    A. 体温骤升期
    B. 体温缓升期
    C. 高热持续期
    D. 体温骤降期
    E. 体温渐降期

4. 患者体温在 39℃ 以上，但波动幅度较大，24h 内波动达 2℃ 以上，波动下限仍高于正常体温，此时的热型为
    A. 稽留热
    B. 弛张热
    C. 间歇热
    D. 不规则热
    E. 回归热

5. 一般情况下，体温每升高 1℃，心率相应增加
    A. 8~10 次/min
    B. 10~12 次/min
    C. 12~15 次/min
    D. 15~18 次/min
    E. 18~20 次/min

6. 发热伴有头痛、呕吐、惊厥、昏迷、脑膜刺激征等，提示感染可能发生在
    A. 上呼吸道
    B. 下呼吸道
    C. 消化道
    D. 中枢系统
    E. 结缔组织

7. 以下发热的处理原则，**不正确**的是
    A. 先到发热门诊排除传染性疾病
    B. 病因治疗是发热处理的关键
    C. 常规给予糖皮质激素退热
    D. 低热和中等热可不做处理
    E. 高热应积极退热

8. 以下发热患者的体温测量措施，**不正确**的是
    A. 发热时每 4h 测量 1 次体温
    B. 测得 38℃ 以上体温时应 1h 后复测
    C. 测量体温时应同时测量心率
    D. 中枢性发热患者应同时测量多部位体温
    E. 做好测量结果的准确记录

9. 脑血栓形成的常见病因是
   A. 高脂血症　　　　　　　　B. 动脉粥样硬化和动脉炎　　　C. 糖尿病
   D. 心房颤动　　　　　　　　E. 细菌性心内膜炎

10. 蛛网膜下腔出血最常见的原因是
    A. 情绪激动　　　　　　　　B. 外伤　　　　　　　　　　　C. 颅内动脉瘤
    D. 高血压　　　　　　　　　E. 脑动静脉畸形

11. 脑出血最常见的病因是
    A. 脑动脉瘤　　　　　　　　B. 高血压性脑内细小动脉病变　C. 血液病
    D. 脑动脉炎　　　　　　　　E. 脑动静脉畸形

12. 下列关于脑出血的陈述,正确的是
    A. 多为 60 岁以上发病　　　　　　　　B. 10h 至 1~2d 症状达到高峰
    C. 脑实质内低密度病灶　　　　　　　　D. 脑脊液为无色透明
    E. 多为活动或情绪激动起病

13. 下列属于缺血性脑卒中静脉溶栓适应证的是
    A. 症状开始出现至静脉溶栓干预开始时间 <3h
    B. 近 3 个月内有颅内手术、脑卒中或脑外伤史
    C. 1 周内有腰穿或动脉穿刺史
    D. 脑 CT 证实颅内出血
    E. 3 周内有胃肠道或泌尿系统出血史

14. 依据心血管系统特点,**不属于**休克分类的是
    A. 低血容量性休克　　　　　B. 分布性休克　　　　　　　　C. 心源性休克
    D. 梗阻性休克　　　　　　　E. 创伤性休克

15. 血管舒缩调节功能丧失,导致小动脉和小静脉扩张,引起血容量相对不足所致的休克是
    A. 低血容量性休克　　　　　B. 分布性休克　　　　　　　　C. 心源性休克
    D. 梗阻性休克　　　　　　　E. 创伤性休克

16. 各类休克共同的病理生理基础是
    A. 大量失血导致血容量绝对减少
    B. 细菌等微生物感染导致机体异常
    C. 心功能降低导致血压下降和器官缺血
    D. 过敏等原因造成血管扩张、血液外渗,有效血容量减少
    E. 有效血容量锐减,组织灌注不足,产生炎症介质

17. 休克失代偿期的表现,**不正确**的是
    A. 烦躁不安　　　　　　　　B. 血压下降　　　　　　　　　C. 四肢冰冷
    D. 脉搏细速　　　　　　　　E. 尿少

18. 以下提示休克好转的指标是
    A. 呼吸增至 30 次/min　　　B. 收缩压低于 70mmHg　　　　C. 脉压小于 20mmHg
    D. 体温降至 36℃以下　　　　E. 尿量维持在 30ml/h 以上

19. 对于分布性休克的血流动力学特征,**不正确**的是
    A. 心率增高　　　　　　　　B. 中心静脉压下降或正常　　　C. 心输出量增加
    D. 外周循环阻力增加　　　　E. 回心血量减少

20. 休克患者中心静脉压正常,血压降低,此时首选的措施是
    A. 充分补液　　　　　　　　B. 适当补液　　　　　　　　　C. 舒张血管
    D. 强心　　　　　　　　　　E. 补液试验

21. 给休克患者使用血管活性药物时,**不正确**的用药护理措施是
    A. 首选中心静脉通路给药　　　　　　B. 尽量使用输液泵控制滴速
    C. 给药从高浓度、快速度开始　　　　D. 用药过程中密切监测血压
    E. 停药时应逐渐降低药物浓度、剂量和速度

22. 大咯血患者发生窒息时,首要的护理措施是
    A. 止血　　　　　　　B. 输血　　　　　　　C. 吸氧
    D. 心理安慰　　　　　E. 保持气道通畅

23. 支气管哮喘急性发作时,控制症状首选
    A. β_2受体激动剂　　　B. 糖皮质激素　　　　C. 抗胆碱能药物
    D. 茶碱类　　　　　　　　E. 肥大细胞膜稳定剂

24. 临床上最常见的急性肺栓塞是
    A. 脂肪栓塞　　　　　B. 羊水栓塞　　　　　C. 空气栓塞
    D. 肺血栓栓塞　　　　E. 急性肺水肿

25. 哮喘的发病机制非常复杂,以下属于诱发哮喘发作的因素的是
    A. 喝热水　　　　　　B. 特布他林　　　　　C. 呼吸道感染
    D. 地塞米松　　　　　E. 热空气刺激

26. 下列哪项符合急性呼吸窘迫综合征患者吸氧的要求
    A. 持续低流量吸氧　　　　　　　　　B. 高浓度(>50%)吸氧
    C. 禁止机械通气　　　　　　　　　　D. 应用呼气末负压
    E. 不用注意呼气末正压(PEEP中断症状)

27. 使用溶栓药物,观察药物不良反应时要注意
    A. 患者有无口腔溃疡加重　　　　　　　B. 是否出现急性肺水肿症状
    C. 患者有无头痛、头晕、心悸、手指颤抖等副作用　D. 注意感染的扩散
    E. 患者有无出血现象

28. 当患者由于呼吸困难而出现生命危险时,首要措施是
    A. 建立静脉通路,保证及时给药　　　　B. 准确留取血标本
    C. 取舒适体位　　　　　　　　　　　D. 做好隔离措施
    E. 保持呼吸道通畅

29. 评估严重心律失常患者第一步应确定
    A. 是否是室性心律失常　　B. 血流动力学状态　　C. 是否存在脉搏
    D. QRS波是宽还是窄　　　E. QRS波是规则还是不规则

30. 下列属于血流动力学不稳定表现的是
    A. 头痛　　　　　　　B. 少尿　　　　　　　C. 低血压、持续胸痛
    D. 恶心、呕吐　　　　E. 心动过缓

31. 以下心律为

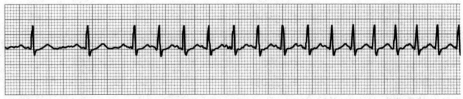

    A. 窦性心动过速　　　　B. 正常窦性心律　　　C. 单形性室性心动过速
    D. 多形性室性心动过速　E. 阵发性室上性心动过速

32. 以下心律为

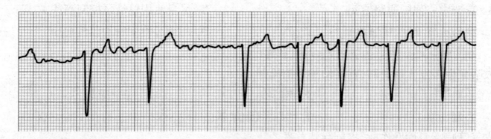

    A. 正常窦性心律   B. 二度房室传导阻滞   C. 心房颤动

    D. 多形性室性心动过速   E. 室上性心动过速

33. 以下心律为

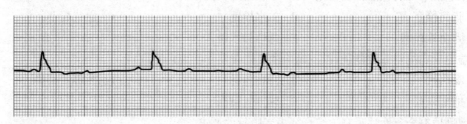

    A. 二度I型房室传导阻滞   B. 二度II型房室传导阻滞   C. 三度房室传导阻滞

    D. 窦性心动过缓   E. 室性期前收缩

34. 可以用按摩颈动脉窦的方法纠正的心律失常是

    A. 心室颤动   B. 心房颤动   C. 房性期前收缩

    D. 室上性心动过速   E. 室性期前收缩二联律

35. 下列可以终止尖端扭转型室性心动过速的药物是

    A. 利多卡因   B. 硫酸镁   C. 胺碘酮

    D. 肾上腺素   E. 维拉帕米

36. 对于宽 QRS 波群心动过速患者的处理，**错误**的是

    A. 利多卡因   B. 胺碘酮   C. 普罗帕酮

    D. 电复律   E. 洋地黄制剂

37. 对急性心肌梗死并发心律失常患者的处理，**错误**的是

    A. 出现休克的快速型心律失常，可给予硝酸甘油

    B. 如无禁忌证，缓慢型心律失常可给予阿司匹林嚼服

    C. 可给予吗啡镇痛

    D. 尖端扭转型室性心动过速可给予硫酸镁

    E. 出现心室颤动，患者尽早实施非同步直流电除颤

38. 血流动力学不稳定的室性心动过速患者，准备给予双相波同步电复律，通常能量选择为

    A. 50J   B. 100J   C. 120J

    D. 150J   E. 360J

39. 血流动力学不稳定的心房颤动患者，拟给予双相波同步电复律，通常能量选择为

    A. 1J   B. 50J   C. 100J

    D. 120~200J   E. 360J

40. 糖尿病患者最常见的急性并发症是

    A. 感染   B. 血管病变   C. 神经病变

    D. 眼部病变   E. 酮症酸中毒

41. 糖尿病酮症酸中毒患者的治疗护理措施中**错误**的是

    A. 保持呼吸道通畅,防止误吸

    B. 如患者无心衰,开始时补液速度较快,在 2h 内输入生理盐水 1 000~2 000ml

    C. 将小剂量(短效)胰岛素加入生理盐水中持续静脉滴注

    D. 血 pH≤7.1 时,应给予相应补碱治疗,但补碱不宜过多、过快

    E. 糖尿病酮症酸中毒患者必须立即开始补钾

42. 糖尿病酮症酸中毒患者呼吸气的特征性气味是

    A. 氨臭味　　　　　　　　B. 烂苹果味　　　　　　　　C. 大蒜味

    D. 尿素味　　　　　　　　E. 苦味

43. 抢救糖尿病酮症酸中毒首要和关键的措施是

    A. 防治诱因　　　　　　　B. 使用小剂量胰岛素　　　　C. 补液

    D. 纠正电解质及酸碱平衡失调　　E. 纠正脑水肿

44. 急腹症最突出的表现是

    A. 腹痛　　　　　　　　　B. 败血症　　　　　　　　　C. 休克

    D. 恶心呕吐　　　　　　　E. 腹泻

45. 下列属于外科急腹症特点的是

    A. 腹痛或压痛部位不固定　　　　　　　B. 常伴有咳嗽、心悸、腹泻等症状

    C. 一般先有腹痛后出现发热、呕吐等症状　　D. 以下腹部或盆腔内疼痛为主

    E. 排便后腹痛可好转

46. 以下**不属于**急性腹痛患者术前评估内容的是

    A. 腹痛的发生时间　　　　B. 腹痛的性质和程度　　　　C. 腹痛的部位

    D. 腹痛与饮食的关系　　　E. 有无腹痛家族史

47. 急性阑尾炎腹痛起始于脐周或上腹的机制是

    A. 胃肠功能紊乱　　　　　B. 内脏神经反射　　　　　　C. 躯体神经反射

    D. 阑尾位置不固定　　　　E. 阑尾管壁痉挛

(二) A₂ 型题

48. 患者,男,74 岁,原发性高血压病史 20 余年。患者突然剧烈头痛伴呕吐,继而昏迷,出现脑疝症状。在使用 20% 甘露醇脱水治疗时,正确的是

    A. 要缓慢滴入　　　　　　　　　　　　B. 要查电解质的变化

    C. 易出现高血钾　　　　　　　　　　　D. 为保护血管,选择手背的小血管输液

    E. 积极补液

49. 患者,男,80 岁,原发性高血压病史 30 年。患者情绪激动后出现剧烈头痛、呕吐,继之昏迷。查体:T 36.6℃,BP 220/188mmHg,右侧上下肢迟发性多发性神经病。该患者可能发生了

    A. 高血压危象　　　　　　B. 短暂性脑缺血发作　　　　C. 脑梗死

    D. 脑出血　　　　　　　　E. 脑血栓形成

50. 患者,男,66 岁。临床诊断为 "缺血性脑卒中",医嘱要求进行静脉溶栓治疗,此时护士应进行的评估是

    A. 6 个月前有无颅内手术史　　　　　　B. 4 个月前有无外科手术史

    C. 肝肾功能　　　　　　　　　　　　　D. 3 个月前有无胃肠道出血史

    E. 有无牙龈出血、血尿或皮下瘀斑现象

51. 患者,男,45 岁。患者因十二指肠溃疡,突发大量呕血约 700ml,烦躁不安,面色苍白,皮肤湿冷,BP 105/85mmHg,P 98 次/min,其表现属于

    A. 未发生休克　　　　　　B. 休克代偿期　　　　　　　C. 休克抑制期

    D. 休克失代偿期中度　　　E. 休克失代偿期重度

52. 患者,女,48 岁。患者因严重创伤,血压降低,脉搏细速,面色苍白,诊断为休克。为该患者补充血容量时,监测到中心静脉压 4cmH$_2$O,BP 80/60mmHg,首选的措施是

    A. 大量补液,加快速度   B. 控制速度,减慢补液   C. 减慢输液,应用强心药

    D. 减慢补液,应用血管扩张剂   E. 暂停补液,进行补液试验

53. 患儿,男,4 岁。患者不慎将果冻误吸入气管,出现"三凹征",其呼吸困难为

    A. 吸气性呼吸困难   B. 呼吸性呼吸困难   C. 混合性呼吸困难

    D. 换气性呼吸困难   E. 呼气性呼吸困难

54. 患者,男,18 岁。患者参加 5km 长跑过程中,突然出现左侧胸痛,伴呼吸疼痛,憋气、胸闷,不能平卧。查体:T 36.1℃,P 89 次/min,听诊胸部呼吸音减弱。此患者初步判断为

    A. 肺栓塞   B. 哮喘持续发作   C. 自发性气胸

    D. 急性呼吸窘迫综合征   E. 慢性阻塞性肺疾病急性发作

55. 患者,男,56 岁。查体:HR 168 次/min,神志清楚,自述心悸,心电图显示为规则的窄 QRS 波(<0.12s)的心动过速,考虑为

    A. 室性心动过速   B. 心房颤动   C. 尖端扭转型室性心动过速

    D. 心室颤动   E. 室上性心动过速

56. 患者,女,68 岁。心电图示:房室分离,PP 间期和 RR 间期有各自规律,P 波与 QRS 波无关;P 波频率 >QRS 波频率,心室率 36 次/min。该患者心电图诊断为

    A. 窦性心动过缓   B. 一度房室传导阻滞   C. 二度 I 型房室传导阻滞

    D. 二度 II 型房室传导阻滞   E. 三度房室传导阻滞

57. 患者,女,34 岁。患者主诉"心悸"。查体:HR 165 次/min,R 14 次/min,BP 118/82mmHg,未吸氧时血氧饱和度为 98%,双肺呼吸音清,无气短。心电监护显示:规则的窄波群心动过速。下述最符合患者情况的是

    A. 阵发性室上性心动过速   B. 不稳定性室上性心动过速   C. 正常心率

    D. 不稳定性心房颤动   E. 稳定性室性心动过速

58. 患者,女,35 岁。患者既往有室上性心动过速病史,1h 前再次突发心悸。查体:HR 165 次/min,BP 105/70mmHg,神志清楚,面色苍白。心电图检查提示:阵发性室上性心动过速。已建立静脉通路,可能给予的初步处理是

    A. 快速静脉推注 6mg 腺苷   B. 静脉推注维拉帕米   C. 100J 同步电复律

    D. 刺激迷走神经   E. 150J 非同步电除颤

59. 患者,男,46 岁。患者突发心悸 1h,自诉胸痛,来急诊科就诊。查体:HR 150 次/min,BP 86/50mmHg,神志清楚,面色苍白。心电图检查提示:规则、宽大的 QRS 波群。应给予的处理措施为

    A. 快速静脉推注 6mg 腺苷   B. 静脉推注维拉帕米   C. 100J 同步电复律

    D. 刺激迷走神经   E. 150J 非同步电除颤

60. 患者,女,56 岁。患者步入急诊科,主诉心前区疼痛。做心电图时,患者突然抽搐,意识不清,心电图示心室颤动,立即进行抢救,首先应行

    A. 心电图   B. 非同步直流电除颤   C. 吸氧

    D. 建立静脉通路   E. 人工辅助呼吸

61. 患者,男,70 岁。患者突然胸骨后压榨性疼痛 4h,并向左肩放射,伴多汗、恐惧,对确立初步诊断最有价值的辅助检查是

    A. 胸部 X 线检查   B. 胸部 CT   C. 超声心动图

    D. 心电图   E. 放射性核素检查

62. 患者,男,48 岁,既往有原发性高血压病史。突起左胸撕裂性剧痛,晕厥,左桡动脉搏动消失。考虑诊断最可能是

　　A. 急性心肌梗死　　　　　　B. 脑出血　　　　　　　C. 主动脉夹层

　　D. 肺栓塞　　　　　　　　　E. 高血压危象

63. 患者,女,69岁。患者冬天晨练时突发持续性上腹部疼痛,休息后未缓解。既往有原发性高血压、糖尿病、心绞痛病史,平时皮下注射胰岛素、口服美托洛尔,否认其他疾病史,无过敏史、家族史。急救人员对患者最应该采取的现场急救措施是

　　A. 嚼服阿司匹林 300mg　　　B. 应用硝酸甘油喷雾 1 次　　　C. 舌下含服硝酸甘油 1 片

　　D. 口服氯吡格雷 75mg　　　　E. 口服硫糖铝 250mg

64. 患者,男,57岁。患者 1 周前行髋关节置换术,现突发胸痛、呼吸困难、烦躁不安、黑矇。心电监护显示 BP 120/80mmHg,P 70 次/min,SpO_2 90%。急诊护士对患者最应该采取的首要护理措施是

　　A. 鼻导管吸氧　　　　　　　　B. 做 12 导联心电图　　　　　C. 嚼服阿司匹林 300mg

　　D. 开放静脉通路　　　　　　　E. 舌下含服硝酸甘油 1 片

65. 患者,女,56岁,糖尿病病史 5 年,最近因感冒进食减少而中断胰岛素治疗。2h 前患者突发昏迷,脉搏细速、血压下降、尿量减少。入院后诊断为酮症酸中毒。该患者呼吸气的特征性气味是

　　A. 氨臭味　　　　　　　　　　B. 烂苹果味　　　　　　　　　C. 大蒜味

　　D. 尿素味　　　　　　　　　　E. 苦味

66. 患者,男,50岁,2 型糖尿病病史 5 年。患者晨练时出现疲乏、强烈饥饿感、出汗、脉速、恶心、呕吐,随即陷入昏迷。旁人见状后拨打急救电话。该患者应考虑为

　　A. 低血糖昏迷　　　　　　　　B. 糖尿病酮症酸中毒　　　　　C. 乳酸性酸中毒

　　D. 高渗性非酮症糖尿病昏迷　　E. 脑出血

67. 患者,男,26岁。患者 1 个月前出现进食后上腹部胀痛,夜间常痛醒,进食后可缓解,今日进食后感上腹部饱胀,频繁呕吐宿食。护士应初步考虑患者可能发生了

　　A. 胃溃疡伴出血　　　　　　　B. 十二指肠溃疡伴幽门梗阻

　　C. 胃癌　　　　　　　　　　　D. 急性胃炎

　　E. 慢性胃炎

68. 患者,女,48岁,胃、十二指肠溃疡病史 10 余年。患者今日午餐进食较多,并少量饮酒,餐后突然出现上腹部剧烈疼痛,呈刀割样,并迅速发展为全腹痛。查体:急性面容,全腹压痛、反跳痛、肌紧张,上腹板状。初步考虑患者出现了

　　A. 化脓性胆管炎　　　　　　　B. 溃疡病急性穿孔　　　　　　C. 急性胆囊炎

　　D. 急性出血坏死性胰腺炎　　　E. 肾绞痛

(三) A_3 型题

(69~70 题共用题干)

患者,男,45岁。患者因化脓性脑膜炎,发热 41.6℃。

69. 此时患者的发热为

　　A. 低热　　　　　　　　　　　B. 中等热　　　　　　　　　　C. 高热

　　D. 超高热　　　　　　　　　　E. 不明原因发热

70. 针对该患者发热的护理措施,**不正确**的是

　　A. 鼓励患者多运动　　　　　　B. 保持呼吸道通畅　　　　　　C. 迅速降温

　　D. 加强安全护理　　　　　　　E. 密切观察病情

(71~73 题共用题干)

患者,女,69岁,既往有原发性高血压、脑出血史。患者脑出血术后 17d 出院后,突发高热,由家人送至急诊科。患者神志不清,在对患者进行气道及颈椎评估时,患者突然面色青紫,嘴唇发绀。

71. 如果你是接诊护士,首先要做的是

　　A. 快速评估判断原因　　　　　B. 立即给予人工呼吸　　　　　C. 建立静脉通路

D. 给予心电监护　　　　　　E. 采动脉血做血气分析

72. 评估后判定患者气道部分阻塞,昏迷患者最常见气道阻塞的原因是

    A. 口腔内异物　　　　　　B. 呕吐物　　　　　　C. 出血块

    D. 咽喉部肿胀　　　　　　E. 舌后坠

73. 该患者需首先要解决的问题是

    A. 体温过高　　　　　　B. 神志不清　　　　　　C. 潜在压力性损伤发生的可能

    D. 采取措施开放气道　　　　　　E. 复查头部 CT

(74~75 题共用题干)

患者,男,68 岁,既往有慢性支气管炎病史 10 年。患者近日因咳嗽频繁、咳黄脓痰且不易咳出入急诊就诊。查体:T 37.8℃,P 98 次/min,R 24 次/min,BP 150/90mmHg,神志清楚,烦躁不安,呼吸时出现"三凹征",面色青紫。

74. 该患者目前最需采取的护理措施是

    A. 心电监护　　　　　　B. 吸痰　　　　　　C. 遵医嘱应用抗生素

    D. 舒适卧位　　　　　　E. 吸氧

75. 患者咳嗽时,护士应予以纠正的动作是

    A. 患者取坐位,两腿上置一枕顶住腹部　　　　　　B. 咳嗽前先深呼吸数次

    C. 连续咳嗽数次使痰到咽部附近,再用力咳出　　　　　　D. 患者为省力每次连续轻咳数次

    E. 排痰后用清水充分漱口

(76~77 题共用题干)

患者,女,主诉"头晕 2h"来急诊就诊。查体:神志清楚,HR 39 次/min,BP 84/50mmHg,心电图如下图所示。

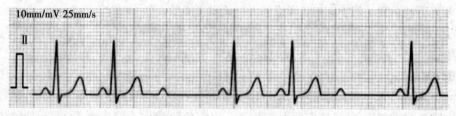

76. 考虑患者出现心律失常的类型是

    A. 窦性心动过缓　　　　　　B. 一度房室传导阻滞　　　　　　C. 二度 I 型房室传导阻滞

    D. 二度 II 型房室传导阻滞　　　　　　E. 三度房室传导阻滞

77. 应给予患者的急救措施是

    A. 阿托品 1mg 静脉推注　　　　　　B. 同步电复律　　　　　　C. 采取 Valsalva 动作

    D. 腺苷 30mg 静脉推注　　　　　　E. 经静脉起搏

(78~80 题共用题干)

患者,女,37 岁。患者连续 3d 熬夜加班,突发持续性胸痛 1.5h,伴气促、面色苍白,继而症状加重,自行急诊入院。查体:T 37.5℃,P 92 次/min,R 27 次/min,BP 90/60mmHg,SpO$_2$ 87%。患者 1 年前诊断为十二指肠溃疡,1 周前发生溃疡出血。

78. 该患者最可能的诊断是

    A. 稳定型心绞痛　　　　　　B. 不稳定型心绞痛　　　　　　C. 心肌梗死

    D. 急性肺栓塞　　　　　　E. 急性胸膜炎

79. 12 导联心电图显示 II、III、aVF 导联的 ST 段抬高 0.2mV,目前缓解患者胸痛的最有效措施是

    A. 面罩吸氧 4L/min　　　　　　B. 嚼服阿司匹林 300mg

    C. 舌下含服硝酸甘油 1 片　　　　　　D. 静脉滴注硝酸甘油 0.01mg/min

    E. 静脉注射硫酸吗啡 5mg

80. 患者接受溶栓治疗后,除监测心电图 ST 段改变情况,护士最需要严密观察的病情变化是

    A. 呼吸情况　　　　　　　　B. 意识情况　　　　　　　　C. 血压情况

    D. 胸痛缓解情况　　　　　　E. 穿刺部位渗血

(81~82 题共用题干)

患者,女,19 岁,1 型糖尿病病史 5 年。患者与同学聚餐后,出现恶心、呕吐,继而腹泻,中断胰岛素治疗 1d,出现意识不清,遂急诊入院。查体:T 36.5℃,P 100 次/min,R 24 次/min,BP 90/60mmHg,血糖 HI 值(血糖 >33.3mmol/L),尿糖(++++)、尿酮体(++++),患者呼吸深快,呼气中出现烂苹果味。

81. 应首先考虑该患者出现了

    A. 乳酸性酸中毒　　　　　　B. 糖尿病酮症酸中毒　　　　C. 低血糖昏迷

    D. 高血糖高渗性昏迷　　　　E. 感染性休克

82. 针对上述情况,**错误**的处理措施是

    A. 大剂量静脉滴注胰岛素　　B. 大量补液　　　　　　　　C. 静脉滴注补钾

    D. 纠正酸中毒　　　　　　　E. 纠正脱水、休克

(83~85 题共用题干)

患者,男,25 岁。患者主诉"右下腹剧烈疼痛,腹痛开始于脐周,然后转移至右下腹"。查体:T 39.1℃,P 112 次/min,BP 120/85mmHg;右下腹压痛,肌紧张,有反跳痛,肠鸣音减弱;腰大肌试验(+)。实验室检查:WBC 12.5×10^9/L,中性粒细胞占比 0.82。

83. 根据该患者的临床表现,**最不可能**发生的情况是

    A. 阑尾坏疽　　　　　　　　B. 阑尾穿孔　　　　　　　　C. 阑尾化脓

    D. 炎性渗出　　　　　　　　E. 炎症局限于黏膜下层

84. 下列治疗措施中**最不合适**的是

    A. 手术切除阑尾　　　　　　　　　　　B. 非手术治疗

    C. 阑尾切除及胶片引流　　　　　　　　D. 腹腔镜阑尾切除

    E. 阑尾切除及放置腹腔引流管

85. 该患者行手术治疗后,预防术后肠粘连最关键的措施为

    A. 合理增加营养　　　　　　　　　　　B. 观察腹部情况

    C. 给予半坐卧位　　　　　　　　　　　D. 早期下床活动

    E. 进行深呼吸运动

(四) A₄ 型题

(86~89 题共用题干)

患者,男,49 岁。患者以"心悸 30min"来急诊科就诊。查体:神志清楚,HR 185 次/min,BP 111/70mmHg。

86. 患者心电图如下图所示,考虑为

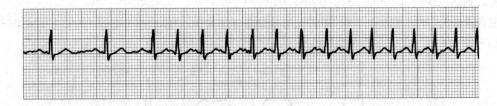

    A. 窦性心动过速　　　　　　B. 房室传导阻滞　　　　　　C. 室上性心动过速

    D. 心房颤动　　　　　　　　E. 室性心动过速

87. 下列给予患者的急救措施正确的是

    A. 按摩双侧颈动脉窦　　　　B. 采取 Valsalva 动作　　　　C. 腺苷 30mg 静脉推注

    D. 射频导管消融　　　　　　E. 经食管心房调搏复律

88. 上述急救处理无效,患者复测 BP 84/51mmHg,SpO₂ 92%,出现胸闷,下列急救措施**不妥**的是

    A. 给予吸氧   B. 建立静脉通路   C. 将患者面部浸于冷水中

    D. 同步电复律   E. 请专科医生会诊

89. 如患者拟行双相波同步电复律,下列处理正确的是

    A. 复律前给予地西泮 10mg 静脉注射   B. 能量选择 120~200J

    C. 给予钙拮抗剂   D. 给予硝酸酯类药物

    E. 能量选择 360J

三、简答题

1. 简述急性发热的评估重点。

2. 简述急性发热的急救原则。

3. 简述脑卒中静脉溶栓的适应证。

4. 简述休克代偿期的临床表现。

5. 简述呼吸困难的即刻护理措施。

6. 简述室上性心动过速的心电图特征。

7. 简述急性冠脉综合征并发心源性休克的处理措施。

8. 简述急性腹痛的临床表现及特点。

四、病例分析题

1. 患者,女,59 岁。3d 前无诱因下出现右上腹部疼痛,向右肩部放射,伴有发热、呕吐,1d 前上述症状加重,伴精神不振、尿少和呼吸困难。患者既往有胆结石病史。查体:T 38.6℃,P 129 次/min,R 26 次/min,BP 85/30mmHg,SpO₂ 88%。神志清楚,精神萎靡,周围皮肤湿冷,四肢末梢冰凉,呼吸深大,巩膜黄染,双肺听诊未闻及干、湿啰音,心音低钝,节律齐。腹部软,右上腹部压痛(+),Murphy 征(+),肝区叩击痛(+)。

(1) 该患者最可能发生了什么情况?分析其出现的原因。

(2) 对该患者应采取哪些救治措施?

2. 患者,女,49 岁,由急救车送至急诊科。患者主诉“胸部不适和头晕”。查体:神志清楚,四肢湿冷,P 38 次/min,BP 81/46mmHg,R 26 次/min,SpO₂ 91%。心电图显示:HR 38 次/min,PR 间期恒定,但部分 P 波后无 QRS 波群。QRS 波形态正常。

(1) 该患者的心电图诊断是什么?

(2) 如何对该患者进行评估与判断?

(3) 对该患者应采取哪些护理措施?

3. 患者,男,55 岁。患者 2h 前搬重物时突然感到胸骨后压榨性疼痛,伴大汗、恶心、呕吐,立即呼叫急救车送往医院急诊科。患者既往有原发性高血压、冠心病病史。

(1) 院前急救人员应给予哪些急救措施?

(2) 患者到达急诊科,护士的即刻护理措施有哪些?

(3) 患者诊断为急性心肌梗死,评估患者无溶栓禁忌证,拟进行溶栓治疗。溶栓治疗的护理措施有哪些?

4. 患者,男,75 岁。患者心绞痛发作持续 4h,舌下含服硝酸甘油无效。其心电图显示如下:

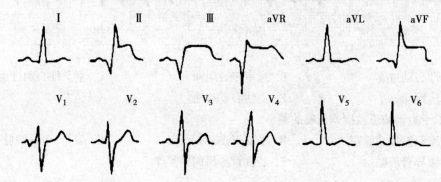

(1) 根据临床表现和心电图,该患者的初步诊断是什么? 简述此心电图特征。

(2) 简述此病的治疗原则。

(3) 10h 后,患者出现极度呼吸困难、强迫坐位、呼吸频率 35 次/min,频繁咳嗽、咳粉红色泡沫痰,面色灰白、烦躁、大汗。听诊时两肺满布湿啰音和哮鸣音,心尖部第一心音减弱,频率增快,闻及舒张期奔马律,肺动脉瓣第二心音亢进。患者发生了什么情况? 此时的处理措施有哪些?

5. 患者,女,65 岁,2 型糖尿病病史 1 年。患者应用胰岛素、口服降糖药控制血糖,4h 前患者皮下注射胰岛素后未及时进餐,遂出现头晕、乏力、虚汗,继而出现视物模糊,测 BP 120/80mmHg,P 90 次/min,血糖 1.6mmol/L。

(1) 首先应考虑该患者发生了什么急性并发症?

(2) 护士应给予哪些护理措施?

6. 患者,男,35 岁。患者转移性右下腹疼痛 8h。8h 前患者进食冷饮后出现上腹部持续钝痛,可耐受,无恶心呕吐,无腹泻。3h 前出现右下腹持续疼痛,逐渐加重,不能耐受,伴发热,遂急诊入院。

查体:T 39.1℃,P 106 次/min,R 26 次/min,BP 125/85mmHg,SpO_2 98%,心律齐,各瓣膜听诊区未闻及明显杂音,双肺呼吸音清,未闻及干、湿啰音,右下腹压痛(+),反跳痛(+),腹肌稍紧张。血常规:白细胞计数 15.5×10^9/L,中性粒细胞占比 0.85。B 超提示阑尾肿大。

(1) 该患者发热的原因最可能是什么?

(2) 对该患者的发热症状应采取哪些措施?

【参考答案】

一、名词解释

1. 发热是机体在内、外致热原作用下,体温调节中枢功能障碍而引起的体温升高超出正常范围,是内科急诊中最常见的症状。通常体表温度 >37.3℃ 可诊断为发热。

2. 急性发热指发热在 2 周以内,是急诊最常见的发热。

3. 脑卒中指由于急性脑循环障碍所致的局限或全面脑功能缺损综合征,分为缺血性脑卒中和出血性脑卒中。

4. 休克是机体受到强烈的致病因素侵袭后,因有效循环血容量减少、组织灌注不足引起的以微循环障碍、细胞代谢紊乱和功能受损为特征的综合征,是严重的全身性应激反应。

5. 急性肺栓塞是各种栓子阻塞肺动脉系统引起的以肺循环和呼吸功能障碍为主要表现的一组疾病或临床综合征的总称,包括肺血栓栓塞(PTE)、脂肪栓塞、羊水栓塞、空气栓塞。临床上以 PTE 最为常见。

6. 慢性阻塞性肺疾病(COPD)是一组以气流受限为特征的肺部疾病,气流受阻呈进行性发展,与气道和肺组织对有害气体或有害颗粒的异常慢性炎症反应有关,与慢性支气管炎和肺气肿密切相关。

7. 严重心律失常指可以迅速导致晕厥、心绞痛、心力衰竭、休克甚至心搏骤停的心律失常,又称为危险性心律失常。

8. 胸痛指位于胸前区的不适感,包括闷痛、刺痛、烧灼、紧缩、压榨感等,有时可放射至面颊及下颌部、咽颈部、肩部、后背部、上肢或上腹部,表现为酸胀、麻木或沉重感等,常伴有精神紧张、焦虑、恐惧感,是急诊科常见的症状之一。

9. 糖尿病酮症酸中毒为最常见的糖尿病的急性并发症,也是内科常见的危象之一,以高血糖、酮症、代谢性酸中毒和脱水为主要表现,是体内胰岛素不足和拮抗胰岛素激素分泌过多而引起的代谢紊乱综合征。

10. 急性腹痛指发生在 1 周之内,由各种原因引起的腹腔内外脏器急性病变而表现在腹部的疼痛,是临床上常见的急症之一,具有发病急、变化多、进展快的特点。

二、选择题

1. B　　2. A　　3. C　　4. B　　5. B　　6. D　　7. C　　8. B　　9. B　　10. C

11. B　　12. E　　13. A　　14. B　　15. B　　16. E　　17. A　　18. E　　19. D　　20. E

21. C	22. E	23. A	24. D	25. C	26. B	27. E	28. E	29. C	30. C
31. E	32. C	33. C	34. D	35. B	36. E	37. A	38. B	39. C	40. E
41. E	42. B	43. C	44. A	45. C	46. E	47. B	48. E	49. D	50. E
51. B	52. A	53. A	54. C	55. E	56. E	57. A	58. D	59. C	60. E
61. D	62. C	63. C	64. E	65. D	66. C	67. E	68. E	69. C	70. A
71. A	72. E	73. D	74. B	75. D	76. D	77. A	78. C	79. A	80. B
81. B	82. A	83. E	84. B	85. E	86. C	87. E	88. C	89. A	

三、简答题

1. **急性发热的评估重点** ①患者的一般资料,如年龄、性别、职业等;②既往史,如发热病史、用药史、外科手术史、输血史、旅行史,有无疫区接触史、有无传染病接触史、有无医院就诊史等;③评估发热过程及热型,发热过程包括体温上升期、高热持续期、体温下降期,热型包括稽留热、弛张热、间歇热、不规则热;④发热的伴随症状,如上呼吸道感染、消化道感染、中枢神经系统感染症状等;⑤体格检查,包括生命体征测量、意识状态评估、全身体格检查;⑥各类辅助检查。

2. **急性发热的急救原则** ①预检分诊:发热患者应先到发热门诊排除传染性疾病后,方可进入相关门诊诊室就诊。疑似或确诊传染病病例应在具备有效隔离条件和防护条件的定点医院隔离治疗。②病因治疗:通过病史、体格检查和辅助检查明确病因,给予针对性处理,如积极治疗原发病、合理选择抗生素等,但原则上不主张对病因未明的发热患者使用激素。③对症治疗:体温≤39℃的低热和中等度热,以维持水、电解质的平衡为主,无须积极退热;体温>39℃的高热,应积极使用物理降温及药物,降低体温至39℃以下,同时维持水电解质的平衡;对于41℃以上的超高热患者,立即给予退热治疗。在应用药物的基础上,可使用冰帽、冰毯等措施快速降低核心体温、保护重要脏器。

3. **脑卒中静脉溶栓的适应证**

(1) 3h 内和 3~4.5h rt-PA 静脉溶栓:①有缺血性脑卒中导致的神经功能缺损症状;②症状出现 <3h;③年龄≥18 岁;④患者或家属签署知情同意书。

(2) 6h 内尿激酶静脉溶栓:①有缺血性脑卒中导致的神经功能缺损症状;②症状出现 <6h;③年龄 18~80岁;④意识清楚或嗜睡;⑤脑 CT 无明显早期梗死低密度改变;⑥患者或家属签署知情同意书。

4. **休克代偿期的临床表现** 患者表现为精神紧张,神志清楚,伴有痛苦表情;口渴,尿量正常或略少;皮肤色泽开始苍白,温度正常或发凉,体表血管正常;脉搏小于 100 次/min,尚有力;收缩压正常或稍高,舒张压增高,脉压缩小。

5. **呼吸困难的即刻护理措施** 任何原因引起的呼吸困难均应以抢救生命为首要原则。①保持呼吸道通畅。②氧疗:给予鼻导管、面罩或鼻罩吸氧。COPD 伴有 CO_2 潴留和肺栓塞合并通气功能障碍时应先给予低流量吸氧。哮喘急性发作时,可先经鼻导管吸氧,如果缺氧严重,应经面罩或鼻罩给氧。ARDS 患者一般高浓度给氧,尽快提高氧分压(PaO_2)。③建立静脉通路,保证及时给药。④心电监护:监测心率、心律、血压、呼吸和血氧饱和度。⑤准确留取血标本:采血查动脉血气、D-二聚体、血常规等。⑥取舒适体位:嘱患者安静,取半坐卧位或端坐卧位,昏迷或休克患者取平卧位,头偏向一侧。⑦备好急救物品:如患者呼吸困难严重,随时做好气管插管或气管切开、机械通气的准备与配合工作,备好吸引器等抢救物品和抢救药品。⑧做好隔离措施:对可疑呼吸道传染性疾病,应注意做好隔离与防护,防止交叉感染。

6. **室上性心动过速的心电图特征** ①心率 150~250 次/min,节律规则;②QRS 波形态与时限均正常,但发生预激综合征、室内差异性传导或束支传导阻滞时,QRS 波形态异常;③P 波为呈逆行性(Ⅱ、Ⅲ、aVF 导联倒置),常埋藏于 QRS 波内或位于其终末部分,P 波与 QRS 波保持固定关系;④起始突然,通常由一个房性期前收缩触发,其下传的 PR 间期显著延长,随之引起心动过速发作。

7. **急性冠脉综合征并发心源性休克的处理措施** ①补充血容量:按医嘱补充液体,注意按输液计划调节滴速,观察有无呼吸困难、颈静脉充盈、恶心、呕吐、心前区疼痛加重等表现;②及时按医嘱给予药物,如血压低于 90mmHg,及时给予血管活性药物(如多巴胺)等静脉滴注,用药时注意观察血压和输液部位的皮肤,根据医嘱和血压具体情况调节输液速度;③应用血管扩张剂:经上述处理血压仍不升,而肺动脉楔压(PCWP)增高,并有四肢厥冷、发绀时,按医嘱给予硝酸甘油等血管扩张剂;④密切观察血压、尿量,准确记录出入水量;按医嘱采取措施纠正酸中毒及电解质紊乱,避免脑缺血,保护肾功能。

8. 急性腹痛的临床表现及特点　腹痛是急性腹痛的主要临床表现,并常同时伴随恶心、呕吐、腹胀等消化道症状,也可有发热症状。①外科急腹症:特点是先有腹痛后发热;②妇产科急腹症:特点为突发性下腹部撕裂样疼痛,并向会阴部放射,并伴有恶心、呕吐和肛门坠胀感,亦可伴有阴道不规则流血等;③内科急腹症:特点为先发热后腹痛,腹痛多无固定部位。

四、病例分析题

1. (1) 患者在腹痛、发热、呕吐刺激下,出现脉搏 >100 次/min、收缩压 <90mmHg、尿少、周围皮肤湿冷、四肢末梢冰凉,符合休克特征。考虑到患者既往有胆结石病史,本次发病的首发症状为右上腹疼痛、向右肩部放射,并伴有发热、呕吐,右上腹部压痛(+),Murphy 征(+),肝区叩击痛(+),最有可能为胆道感染所致的感染性休克。

(2) 应采取的救治措施:一般原则包括建立静脉通道扩容,开放气道给氧,监测生命体征、血流动力学指标和尿量等。此外针对感染性休克,救治措施还包括:①清除感染灶;②应用抗生素;③扩充血容量;④纠正酸中毒;⑤给予血管活性药;⑥给予糖皮质激素等。

2. (1) 心电图提示二度Ⅱ型房室传导阻滞。

(2) 患者神志清楚,P 38 次/min,有脉搏;主诉胸部不适和头晕,四肢湿冷,BP 81/46mmHg,血压下降,提示患者血流动力学不稳定,为血流动力学不稳定的缓慢型心律失常。

(3) 对该患者应采取的护理措施:①立即协助患者采取舒适、安静卧位休息。②保持气道通畅,给予氧气吸入。③遵医嘱给予心电监护,注意电极位置应避开复律时电极板放置区域和心电图胸前导联位置。④除颤器置于患者床旁,呈完好备用状态。⑤遵医嘱给予静脉注射阿托品 0.5mg,必要时重复使用,最大剂量不超过 3mg;如果患者对阿托品没有反应,应做好专科会诊和起搏治疗的准备;等待起搏治疗期间,如果患者出现低血压,可遵医嘱静脉输注肾上腺素、多巴胺或异丙肾上腺素等药物。

3. (1) 院前急救措施:①监测生命体征和血氧饱和度,需要时进行 CPR 和除颤。②吸氧和给药,如果血氧饱和度 <94%,吸氧,然后逐步调高流量;给予阿司匹林,舌下含服硝酸甘油,必要时静脉注射吗啡。③建立静脉通路。④描记 12 导联心电图,如果 ST 段抬高,将患者送往能进行心血管再灌注治疗的医院,并告知病情,请其做好相应准备。⑤如果考虑予以院前溶栓治疗,应使用溶栓备忘录。

(2) 护士可采取的即刻护理措施:①安静卧床休息;②连接心电、血压、呼吸和氧饱和度监测,注意电极位置应避开除颤区域和心电图胸前导联位置;③当有低氧血症时,给予鼻导管或面罩吸氧,使血氧饱和度≥94%;④描记 12 或 18 导联心电图,动态关注 ST 段变化;⑤建立静脉通路,保持给药途径畅通;⑥按所在部门救治流程采集动、静脉血标本,监测血常规、血气分析、心肌损伤标志物、电解质、凝血试验、D-二聚体等;⑦针对 ACS 的急性致命并发症,如心室颤动、无脉性室上性心动过速等,准备好急救药物和抢救设备,包括肾上腺素、除颤器、气管插管等;⑧如果病情允许,协助患者按医嘱接受 X 线检查、超声心动图、CT、螺旋CT、MRI 等影像学检查。

(3) 溶栓治疗的护理措施:①按医嘱准确给药,如尿激酶(UK)、链激酶(SK)和重组组织型纤溶酶原激活剂(rt-PA)。②监测血压改变。③按医嘱随时做心电图,及时了解再灌注心律失常和 ST 段改变。④溶栓治疗最严重的并发症是颅内出血,密切观察患者是否发生严重头痛、视觉障碍、意识障碍等。动、静脉穿刺后要注意延长按压局部时间至不出血为止。⑤按医嘱及时抽取和送检血液标本,及时了解化验和特殊检查结果。⑥注意观察有无药物不良反应,如寒战、发热等过敏反应。

4. (1) 该患者的初步诊断是 ST 段抬高型急性心肌梗死。心电图特点:①ST 段抬高呈弓背向上型;②病理性 Q 波。

(2) 治疗原则是尽快恢复心肌的血液灌注,保护和维持心脏功能,并及时处理严重心律失常、心源性休克和急性心力衰竭等并发症。目前再灌注治疗主要包括溶栓治疗和 PCI 治疗。目标时间要求为从入院至

开始溶栓时间 <30min,从入院至首次球囊扩张时间 <90min。

(3) 患者发生了急性左心衰竭。此时应采取的处理措施:①病情监测。进行心电、血压、血氧饱和度监测,描记 12 导联心电图,留取动脉血、脑钠肽、血常规、血糖、电解质和心肌损伤标志物等各种血标本,协助患者接受 X 线、超声心动图检查;对于肺淤血、体循环淤血及水肿者严格控制饮水量和静脉输液速度,监测液体出入量,使水出入量保持负平衡。②开放静脉通路。至少开放 2 条静脉通路并保持通畅,必要时采用深静脉置管,以随时满足用药需求,血管活性药物一般应用微量泵注入。③改善气体交换。协助患者咳嗽排痰,保持呼吸道通畅;将患者置于坐位或半坐位,双腿下垂,以减少静脉回流;四肢轮流绑扎止血带或血压计袖带,交换加压,降低前负荷,减轻肺水肿;立即给予 6~8L/min 的高流量鼻导管或面罩吸氧,如经上述方法给氧后 $PaCO_2<60mmHg$ 时,应做好机械通气辅助呼吸准备;给予氨茶碱稀释后缓慢滴注给药,解除支气管痉挛,并扩张血管、强心利尿。④增加心输出量。按医嘱给予洋地黄制剂 0.2~0.4mg 稀释后缓慢静注,必要时 2h 后可重复一次;呋塞米 20~40mg 静脉滴注,4h 可重复一次;选用血管扩张剂,如硝酸甘油、硝普钠(避光)静脉滴注,控制输液速度,监测血压变化,防止低血压。⑤减轻恐惧。皮下注射或静脉注射吗啡 5~10mg,使患者镇静,降低心率,同时扩张血管,减少心脏负荷;抢救过程中适时安慰患者,取得患者及家属配合,减轻患者恐惧感。

5. (1) 患者可能发生了低血糖症。

(2) 护士应采取的护理措施

1) 即刻护理措施:立即检测血糖水平。对意识不清者,应注意开放气道,保持呼吸道通畅。必要时,给予氧气吸入。

2) 补充葡萄糖:意识清楚者,口服含 15~20g 糖的糖水、含糖饮料,或进食糖果、饼干、面包、馒头等即可缓解。15min 后监测血糖,若血糖仍≤3.9mmol/L,再给予 15g 葡萄糖口服。重者和疑似低血糖昏迷的患者,应及时测定毛细血管血糖,甚至无需血糖结果,及时给予 50% 葡萄糖溶液 20ml 静脉注射,15min 后若血糖仍≤3.9mmol/L,继续以 50% 葡萄糖溶液 60ml 静脉注射,也可给予 5% 或 10% 葡萄糖溶液静脉滴注,必要时可遵医嘱加用氢化可的松和/或胰高血糖素肌内或静脉注射。意识不清者,切忌喂食以避免呼吸道窒息。昏迷患者清醒后,或血糖≥3.9mmol/L,但距离下次就餐时间在 1h 以上,给予含淀粉或蛋白质食物,以防再次昏迷。

3) 严密观察病情:严密观察生命体征、神志变化、心电图、尿量等。定时监测血糖,意识恢复后,继续监测血糖至少 24~48h;同时注意低血糖症诱发的心、脑血管意外事件,要注意观察是否有出汗、嗜睡、意识模糊等再度低血糖状态,以便及时处理。

4) 加强护理:意识不清患者按昏迷常规护理。抽搐者除补充葡萄糖外,按医嘱可酌情使用适量镇静剂,注意保护患者,防止外伤。

5) 健康教育:低血糖症纠正后,对患者及时实施糖尿病教育,指导糖尿病患者合理饮食、进餐和自我检测血糖的方法,让患者知晓在应用胰岛素和口服降糖药治疗过程中可能会发生低血糖,指导患者携带糖尿病急救卡;对儿童或老年患者的家属也要进行相关的培训,教会患者及其亲属识别低血糖的早期表现和自救方法。

6. (1) 该患者发热,急性起病,伴右下腹持续疼痛,右下腹压痛、反跳痛阳性,辅助检查发现白细胞计数及中性粒细胞比例均升高,B 超提示阑尾肿大,患者无近期住院病史,无养老院居住病史,无旅行史,无传染性疾病患者接触史,因此考虑为急性阑尾炎,即急性感染性疾病引起的发热。

(2) 对发热症状的处理措施:①病因治疗,通过病史、体格检查和辅助检查明确病因,积极治疗原发病,合理选择抗生素,做好手术准备;②对症治疗,患者体温 >39℃,应积极使用物理降温及药物降低体温,同时维持水电解质的平衡;③促进患者舒适,提供室温适宜、空气流通、安静的休息环境,建议患者卧床休息,及时更换衣服和床单,保持皮肤清洁、干燥;④加强病情观察,观察患者是否出现疼痛加剧、急性腹膜炎、感染性休克等症状。

(邢唯杰　李　丽　李晓波　王毅欣　刘雪松)

第八章　灾　害　护　理

【重点和难点解析】

学习重点：

1. 灾害、检伤分类、START、Jump START、SALT 的概念。

2. 灾难现场检伤分类的原则和种类。

3. 理解灾害医学救援预案的编制原则与编制过程。

4. 理解灾害医学救援演练的基本过程。

学习难点：

1. 灾害医学救援的组织体系构成。

2. 灾害现场伤病员的安置和现场救护内容。

3. 灾害现场伤病员的转运指征和时机。

4. 灾害伤病员转运中的护理要点。

5. 灾害医学救援预案的编制与演练。

【课后复习题】

一、名词解释

1. 灾害

2. 检伤分类

二、选择题

（一）A₁ 型题

1. 以下**不属于**灾害特点的是

　　A. 突发性　　　　　　　　B. 群体性　　　　　　　　C. 复杂性

　　D. 破坏性　　　　　　　　E. 个体性

2. 以下属于检伤分类原则的是

　　A. 反复快速原则　　　　　B. 公平合理原则　　　　　C. 分类分级原则

　　D. 安全优先原则　　　　　E. 自主询问原则

3. 下列属于常用检伤分类方法的是

　　A. OPEN 法　　　　　　　B. Finish 法　　　　　　　C. Three ways 法

　　D. Sell 法　　　　　　　　E. Jump START

4. 在灾害现场通常以黑色醒目的卡片或胶带表示患者的分类是

　　A. 死亡　　　　　　　　　B. 重伤　　　　　　　　　C. 危重伤

　　D. 中重伤　　　　　　　　E. 致命伤

5. 在灾害现场通常将伤情非常紧急、危及生命、生命体征不稳定的患者做哪种颜色标记

　　A. 黑色　　　　　　　　　B. 绿色　　　　　　　　　C. 黄色

　　D. 红色　　　　　　　　　E. 蓝色

6. 关于 START 分类法的陈述，正确的是

　　A. 循环的判断指标为毛细血管充盈时间　　　B. 分为红、黄、绿、黑、橙色五组

　　C. 呼吸的判断指标为有无呼吸和呼吸深度　　　D. 分类指标为呼吸、循环和意识

　　E. 意识的判断指标为用锐器刺激

7. 对 Jump START 分类法的陈述，正确的是

    A. 分到轻伤组的伤病员经处置后可离开

    B. 对开放气道后仍无呼吸的患儿分到黑色组

    C. 有呼吸且呼吸频率 <30 次/min 者分到红色组

    D. 是对 START 的修正，用于受伤儿童(1~8 岁)检伤分类的方法

    E. 用 AVPU 法评估为 A 者，分到红色组

8. 下列属于 SALT 的是

    A. 识别   B. 计划   C. 现场急救

    D. 处置/分类   E. 挽救生命

9. 以下患者可以立即转送的是

    A. 腹腔内出血未控制   B. 休克患者   C. 大腿骨折未固定

    D. 急性左心衰竭   E. 肠膨出已行腹部包扎

10. 下列符合暂缓转送指征的患者是

    A. 休克纠正，血流动力学稳定者

    B. 颅脑外伤轻伤者

    C. 现场不能提供确定治疗或处理后出现并发症者

    D. 胸、腹部损伤后伤情稳定，没有生命危险者

    E. 颈髓损伤有呼吸功能障碍者

11. 下列属于担架转送伤病员的护理要求的是

    A. 不用顾忌体位   B. 满足患者一切需求   C. 不用病情观察

    D. 一般侧卧位   E. 注意舒适护理

12. 地震灾害主要伤情包括

    A. 劳累性损伤   B. 失用性损伤   C. 动物咬伤

    D. 火器伤   E. 挤压综合征

13. 灾害医学救援人员一般来说应具备的工作经历是

    A. >1 年   B. >2 年   C. >3 年

    D. >4 年   E. >5 年

14. 有效的救援计划包括风险认知、灾害分析、易损性评估、应对能力评估四个相互关联的部分，始于

    A. 灾害性风险评估   B. 预案实施   C. 培训教育

    D. 救援队伍的组织   E. 充足的物资准备

15. 有多种灾害救援队伍分类方法，根据救援装备可分为轻型救援队和

    A. 国家救援队   B. 部门救援队   C. 行业救援队

    D. 重型救援队   E. 省级救援队

16. 执法人员、消防人员和基层急救医疗技术人员是灾害/突发事件发生时的

    A. 高级救援响应人员   B. 初级救援响应人员   C. 管理级别救援响应人员

    D. 执行级别救援响应人员   E. 计划级别救援响应人员

17. 灾害医学救援演练方案设计时确定演练目标后，再设计场景概要和

    A. 人员手册   B. 宣传方案   C. 演练脚本

    D. 场景清单   E. 日程计划

（二）A₂ 型题

18. 某车祸现场，一患者出现休克征象，如果给予检伤分类，应该是

    A. 黑色   B. 红色   C. 黄色

    D. 绿色   E. 蓝色

19. 地震发生现场,某患者出现大量肠管脱出,此时首先要做的是
    A. 进行保护性包扎   B. 把肠管回纳腹腔   C. 暂时不予处理
    D. 马上紧急处理   E. 给予止痛药

(三) A₃ 型题

(20~21 题共用题干)

患者,男,18 岁。地震中经历亲人离世,自己被救出。2 个月后患者被家人发现精神情绪极度冲动、紧张和恐惧,整夜不能入睡。

20 该患者可能的疾病诊断是
    A. 精神分裂   B. 抑郁   C. 神经官能症
    D. 急性应激障碍   E. 创伤后应激障碍

21. 在此情况下,护士首先应该采取的措施是
    A. 给予适当安慰   B. 告知家人,要求家人陪伴   C. 送入精神病院进行治疗
    D. 任其自我平复   E. 给予心理危机护理干预

三、简答题

1. 简述国家灾害医学救援的组织体系构成。
2. 灾害医学救援中护士的能力要求包括哪些?
3. 简述灾害现场检伤分类的原则。
4. 如何用 START 对灾害现场伤病员进行分类?
5. 简述灾害现场伤病员转送指征和暂缓转送指征。
6. 每次进行应急预案演练之后,组织单位应从哪些方面进行演练分析和总结?

四、病例分析题

患者,女,36 岁。工作时仓库着火并爆炸,同事死伤惨重。2 个月后患者被家人发现精神情绪不稳定,有自言自语及夜晚多次梦中惊醒,对巨大响声反应强烈。

1. 该患者可能的疾病诊断是什么? 有何依据?
2. 在此情况下,护士首先应该采取哪些措施?

【参考答案】

一、名词解释

1. 灾害指一种对社区或社会功能的严重损害,包括人员、物资、经济或环境的损失和影响,这些影响超过了受灾社区或社会应用本身资源的应对能力。

2. 检伤分类指根据伤病员需要得到医疗救援的紧迫性和救治的可能性决定哪些人优先治疗的方法,可分为急救伤病员分类、ICU 伤病员分类、突发事故伤病员分类、战场伤病员分类、大规模伤病员分类等。其中突发事故伤病员分类、战场伤病员分类和大规模伤病员分类适用于灾害救援时的伤病员分类,目的是在救援人员、仪器设备、药品资源有限的情况下分配急救优先权和确定需转送的伤病员,让尽可能多的伤病员获得最佳的治疗效果。

二、选择题

1. E   2. C   3. E   4. A   5. D   6. D   7. D   8. E   9. E   10. E
11. E   12. E   13. E   14. A   15. D   16. B   17. D   18. B   19. A   20. E
21. E

三、简答题

1. 国家灾害医学救援的组织体系构成

(1) 医疗卫生救援领导小组:国务院卫生行政部门成立突发公共事件医疗卫生救援领导小组,领导、组织、协调、部署特别重大突发公共事件的医疗卫生救援工作。国务院卫生行政部门卫生应急办公室负责日

常工作。省、市(地)、县级卫生行政部门成立相应的突发公共事件医疗卫生救援领导小组,领导本行政区域内突发公共事件医疗卫生救援工作,承担各类突发公共事件医疗卫生救援的组织、协调任务,并设立机构负责日常工作。

(2) 医疗卫生救援专家组:各级卫生行政部门应组建专家组,对突发公共事件医疗卫生救援工作提供咨询建议、技术指导和支持。

(3) 医疗卫生救援机构:各级各类医疗机构承担突发公共事件的医疗卫生救援任务。

(4) 现场医疗卫生救援指挥部:各级卫生行政部门根据实际工作需要在突发公共事件现场设立现场医疗卫生救援指挥部,统一指挥、协调现场医疗卫生救援工作。

2. 灾难医学救援中护士的能力要求

(1) 丰富的专业知识储备:包括灾难相关社科知识、灾难护理学基础知识,并能够制订和应用灾难应急预案。

(2) 良好的心理应激能力:护士对灾难救援有积极的认识、较强的自我心理调适能力和寻求社会支持能力等。

(3) 较强的应急处置能力:熟练掌握现场急救技术、检伤分类技术、转运救护技术,并具有较强的自我防护能力,反应迅速,应变决策能力强。

(4) 一定的心理干预能力:不仅能调节好自身心理状态,而且能够识别受灾人员以及救援人员发生的各种心理问题,合理运用各种心理防御方法对其实施心理护理。

(5) 过硬的个人基本素质:必须具备高尚的道德品质,无私的奉献精神,强健的体魄,充沛的精力,较强的沟通协作能力和组织管理能力。

3. 灾难现场检伤分类的原则 ①简单快速原则;②分类分级原则;③救命优先原则;④自主决策原则;⑤重复检伤原则;⑥公平有效原则。

4. START 是对伤病员的通气、循环和意识状态进行快速判断,据此将伤病员分为四个组,分别用红色、黄色、绿色和黑色标识。红色组即立即处理组,必须在 1h 内接受治疗;黄色组为延迟处理组,应 4~6h 内得到有效救治;绿色组为轻伤组,能自行行走;黑色组为死亡组。操作流程是首先将可行动的伤病员集中起来,此即绿色组。对不能行动的伤病员,判断呼吸,如无自主呼吸,则开放气道后再判断呼吸,无呼吸者分为黑色组,有呼吸者为红色组。对于有呼吸者,再评估呼吸频率,频率≥30 次/min 者,分到红色组。频率 <30 次/min 者,再评估脉搏,无脉搏者分到红色组。有脉搏者再评估意识状态,不能听命令做简单动作者分至红色组,能听命令做简单动作者分到黄色组。

5. 灾害现场伤病员转送指征和暂缓转送指征

(1) 转运指征:①伤情需要,现场处理后出现并发症或救援能力有限;②伤病员或家属要求,转运前需仔细评估确认伤病员不会因搬动和转运而使伤情恶化甚至危及生命。符合以上条件之一者,即可转运。

(2) 暂缓转运指征:①休克未纠正,血流动力学不稳定者;②颅脑外伤疑有颅内高压、可能发生脑疝者;③颈髓损伤有呼吸功能障碍者;④心脏等重要脏器功能衰竭者;⑤胸、腹部损伤后伤情不稳定,随时有生命危险者;⑥被转运伤病员或家属依从性差。有以上情况之一者,应暂缓转运。

6. 每次进行应急预案演练之后,组织单位应根据演练记录对照演练方案全面分析演练实施过程中参与演练人员的表现、演练目标实现情况、演练组织与演练保障等情况,对预案的合理性与可操作性、指挥人员的指挥协调能力、参演人员的救援处置能力、设施设备的完好性与适应性、演练目标的达成情况、对完善预案的建议等内容进行评估与评价。

四、病例分析题

1. 该患者可能的疾病诊断是创伤后应激障碍(PTSD)。PTSD 指由于异乎寻常的威胁或灾难性应激事件所致延迟出现(遭受创伤后数日至数月出现)或长期出现(病程可达数年,甚至持续多年不愈)的心理障碍。经历创伤性应激事件是 PTSD 最直接的原因。PTSD 的主要临床表现为反复重现创伤体验、控制不住地反复回想创伤经历或持续性回避对以往创伤经历的回忆,持续性过度觉醒或警觉、失眠易惊醒,社会功能受损。本病例中,患者工作时仓库着火并爆炸,同事死伤惨重,该爆炸事件给患者造成巨大的心理创伤。因此,2 个

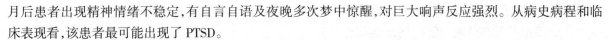

月后患者出现精神情绪不稳定,有自言自语及夜晚多次梦中惊醒,对巨大响声反应强烈。从病史病程和临床表现看,该患者最可能出现了 PTSD。

2. 对灾难目击者,护士应尽早进行心理危机干预,提高其应对能力,降低急性应激障碍和 PTSD 的发病率,主要措施包括:接触与介入;确保患者安全感;稳定患者的情绪;收集患者的相关信息;给予患者实际帮助;联系患者的社会支持系统;提供患者信息支持。针对该患者出现 PTSD 的症状,还需帮助患者寻求心理医生进行专业干预,以尽快摆脱应激状态,恢复心理及生理健康。

(张 华　李 丽)

第九章　严 重 创 伤

【重点和难点解析】

学习重点:

1. 多发性创伤、复合伤的概念。

2. 多发性创伤、复合伤的创伤机制。

3. 多发性创伤、复合伤的病情评估与救治程序。

4. 创伤救护基本技术的实施。

学习难点:

1. 各类创伤机制所导致的损伤特点。

2. 多发性创伤的初级评估及进一步评估。

3. 多发性创伤中危及生命的损伤急救以及观察要点。

4. 复合伤的病情评估及判断流程。

5. 实施创伤救护基本技术时的注意事项。

【课后复习题】

一、名词解释

1. 多发性创伤

2. 复合伤

3. 创伤机制

二、选择题

(一) A₁ 型题

1. 下列关于骨盆骨折描述正确的是

   A. 骨盆骨折一般出血量在 500~1 000ml,死亡率较低

   B. 骨盆单处骨折出血量一般为 200ml 左右

   C. 粉碎性骨盆骨折出血量可以达到 5 000ml

   D. 骨盆骨折一般均伴有股骨干骨折

   E. 骨盆骨折合并低血压,死亡率高达 35%~40%

2. 属于闭合性创伤的是

   A. 擦伤　　　　　　　B. 震荡伤　　　　　　　C. 切割伤

   D. 撕脱伤　　　　　　E. 火器伤

3. 有关创伤后的全身病理生理变化描述,正确的是

   A. 神经内分泌系统变化是最早出现的应激反应

B. 机体处于高分解、低能量消耗状态

C. 创伤后发热体温一般在 38.5℃以上

D. 免疫系统功能一般不受影响

E. 创伤诱发多器官功能障碍综合征的机制是间接损害内皮细胞的结构及功能

4. 多发伤的临床特点是

A. 创伤后全身反应较轻,死亡率不高   B. 较少发生休克

C. 低氧血症发生率高   D. 多发伤等同于多处伤

E. 不易发生漏诊和误诊

5. 多发伤初级评估的目的是

A. 明确诊断   B. 判定处理伤病员的优先次序

C. 确认是否需要手术   D. 明确收治的科室

E. 决定后续的治疗方案及优先次序

6. 多发伤伤病员出现下列哪种情况时,应首先抢救

A. 开放性气胸   B. 休克   C. 四肢开放性骨折

D. 大出血的颌面部严重创伤   E. 昏迷

7. 张力性气胸的紧急处理是

A. 剖胸探查修补损伤

B. 胸腔闭式引流

C. 吸氧

D. 气管插管

E. 尽快于伤侧锁骨中线第 2 肋间插入带有活瓣的穿刺针排气减压

8. 对大量血胸的护理措施,描述正确的是

A. 建立 2 路大口径静脉通路,给予静脉液体复苏

B. 立即床边开胸手术

C. 可给予 200ml 红细胞输注

D. 胸腔闭式引流后,若胸管引流量达到 50ml/h,须立即准备手术

E. 给氧、气管插管

9. 创伤性休克患者到达急诊科后,首先给予的处理是

A. 立即行 X 线、B 超检查,明确伤情   B. 建立静脉通路,补足血容量

C. 剖腹探查,了解有无腹腔脏器损伤   D. 应用血管活性药物

E. 防治感染

10. 大量血胸患者行胸腔闭式引流的临床手术指征是

A. 一次性引流血性液量超过 1 000ml   B. 一次性引流血性液量超过 1 500ml

C. 一次性引流血性液量超过 800ml   D. 每小时引流血性液量超过 100ml

E. 每小时引流血性液量超过 150ml

11. 关于复合伤的概念,准确的是

A. 在同一致伤因素作用下,机体同时或相继出现两个以上解剖部位的损伤

B. 机体同时或相继受到两种或两种以上不同性质致伤因素作用而发生复合性损伤

C. 在同一解剖部位有一个脏器两处以上或两个脏器以上的损伤

D. 胸腹腔同时发生损伤,并伴有膈肌的破裂

E. 机体受到一种致伤因素作用,造成的多种损伤

12. 复合伤的特点**不包括**

A. 致伤因素多   B. 常以一伤为主

C. 各种致伤因素的作用叠加,使伤势加重　　　　D. 休克和感染发生率高

E. 多有复合效应

13. 复合性创伤患者出现下列哪种情况时,应首先抢救

　　A. 休克　　　　　　　　　B. 开放性气胸　　　　　　　C. 四肢开放性骨折

　　D. 肾挫裂伤　　　　　　　E. 昏迷

14. 复合伤急救原则,**错误**的是

　　A. 迅速而安全地撤离现场,避免更多的损伤　　B. 保持呼吸道通畅

　　C. 禁用镇静剂　　　　　　　　　　　　　　　D. 放射性损伤应早期给予抗放射性药物

　　E. 心搏骤停应立即行心肺复苏术

15. 关于烧冲复合伤的临床表现,叙述**错误**的是

　　A. 肾是冲击伤的主要受损器官

　　B. 严重烧冲复合伤时,常出现血尿或者少尿、无尿,继而发生肾衰竭

　　C. 造血功能变化:血小板和白细胞数量减少,休克期血红蛋白一般均有升高

　　D. 烧冲复合伤时肺微血管内皮细胞损害较单纯烧伤或冲击伤程度严重

　　E. 全身感染和多脏器功能障碍是烧冲复合伤的主要并发症

16. 烧伤复合伤早期的主要死因是

　　A. 休克　　　　　　　　　B. 感染　　　　　　　　　　C. 心肌坏死

　　D. 严重肺出血、肺水肿　　E. 肾功能衰竭

17. 氰化物中毒的特效解毒措施有

　　A. 高压氧治疗　　　　　　B. 应用亚甲蓝　　　　　　　C. 应用氯解磷定

　　D. 应用抗烟剂　　　　　　E. 亚硝酸盐-硫代硫酸钠疗法

18. 放射性复合伤的伤口处理**不正确**的是

　　A. 极期时,除紧急情况外,原则上禁止施行手术

　　B. 不用乙醚麻醉,防止加重肺部症状

　　C. 严格无菌操作,清创应彻底

　　D. 清洗液用等渗生理盐水、1:5 稀释的漂白粉液或乙醇

　　E. 清创后伤口一般进行延期缝合

19. 以下在紧急情况下可以用作止血带的材料是

　　A. 铁丝　　　　　　　　　B. 电线　　　　　　　　　　C. 领带

　　D. 铜丝　　　　　　　　　E. 电话线

20. 以下应该采用包扎术的是

　　A. 腹腔内出血　　　　　　B. 足背出血　　　　　　　　C. 脚趾厌氧菌感染

　　D. 手部犬咬伤　　　　　　E. 足底铁钉刺伤

21. 在车祸现场若无专门的夹板固定下肢,优先的材料是

　　A. 折叠成条状的报纸　　　B. 折叠成条状的书籍　　　　C. 折叠雨伞的骨架

　　D. 足够长度的泡沫板　　　E. 足够长度的硬竹板

22. 一般情况下清创缝合时,在伤后多长时间内清创一般可达到一期愈合

　　A. 2~3h　　　　B. 4~5h　　　　C. 6~8h　　　　D. 8~12h　　　　E. 24h

(二) A₂ 型题

23. 患者,女,46 岁。患者被汽车撞伤 10min 后入院,昏迷,面色苍白,血压测不到,呼吸慢,心搏微弱,被诊断为腹腔内出血,骨盆骨折、阴道出血。请判断患者属于

　　A. 多处伤　　　　　　　　B. 联合伤　　　　　　　　　C. 多发伤

　　D. 复合伤　　　　　　　　E. 单发伤

24. 某多发伤患者,胸腹部挤压伤,神志清,对答切题,呼吸急促,36 次/min,BP 90/55mmHg,胸腹部均有压痛,能遵指令动作(双下肢骨盆骨折限制性活动)。现场评估该患者的 CRAMS 评分为

  A. 4 分   B. 5 分   C. 6 分

  D. 7 分   E. 8 分

25. 患者,男,52 岁。车祸致胸腹联合伤,左侧多发性肋骨骨折(连枷胸)伴大量血气胸,脾破裂伴腹腔内出血。神志清,BP 75/46mmHg,R 38 次/min,HR 126 次/min,律齐,医护人员到达现场后首先要对患者进行的伤情评估是

  A. 意识状态   B. 气道和呼吸情况   C. 进行化验检查

  D. 循环情况   E. 仔细的胸部检查

26. 患者,男,30 岁。患者 1h 前从 5m 高处坠落,由同事送至医院。根据创伤机制能量来源分类,该创伤能量成分为

  A. 热力学能量   B. 电力学能量   C. 机械能量

  D. 化学能量   E. 放射学能量

27. 患者,女,35 岁,因头部脑挫裂伤急诊入院。接诊时发现,患者神志不清,口鼻腔出血且分泌物多,口唇发绀,呼吸困难。该患者目前最确切的首要护理诊断是

  A. 有窒息的危险   B. 气体交换受损   C. 有受伤的危险

  D. 有感染的危险   E. 有脑疝的危险

28. 患者,男,46 岁。因火药爆炸受伤 30min 后入院,昏迷,头面部鲜血覆盖,全身大面积烧伤。查体:BP 85/54mmHg,R 36 次/min。请判断患者属于

  A. 多处伤   B. 联合伤   C. 多发伤

  D. 复合伤   E. 单发伤

29. 患者,女,52 岁,某化工厂员工。因操作不当右手被机器挤压致开放性损伤,同时伤口沾染化学药品,医护人员到达现场后对患者进行的急救措施**不包括**

  A. 带患者立即脱离中毒环境

  B. 评估右手伤势及化学药品种类

  C. 为防止右手血液循环障碍,不使用止血带捆扎伤口上方

  D. 大量清水冲洗残余化学药品

  E. 及时清创处理

30. 患者,男,35 岁,某安装工程处 X 线金属探伤工,不慎背靠于正在调试的 X 线探伤机探头休息约30min。照后 4h,自觉恶心伴呕吐 1 次,继之全身乏力、头晕、失眠多梦。照后 17d 左右发现前胸散在点状水疱、后背出现大片水疱。实验室检查:白细胞计数 1.5×10^9/L。诊断为放射性复合伤。对该患者的病情评估**不包括**

  A. 放射性物质接触史   B. 精神系统检查   C. 造血系统损伤情况

  D. 胃肠系统损伤情况   E. 皮肤损伤情况

31. 患者,男,16 岁。在使用水果刀时患者不慎导致左手中指第一指腹部有一 0.5cm×0.1cm 的切口,应优先选择

  A. 指压止血法   B. 包扎止血法   C. 止血带止血法

  D. 填塞止血法   E. 加压包扎止血法

32. 患者,男,25 岁。患者因骑车行进过程中于路面跌倒导致右膝有一约 5cm×5cm 的皮肤擦伤,伤口有渗血,现场应采用的止血方法优选

  A. 指压止血法   B. 直接包扎止血法   C. 间接包扎止血法

  D. 加垫屈肢止血法   E. 旋压止血法

33. 患者,女,48 岁。因右前臂大出血,在使用橡皮止血带止血的过程中,以下描述正确的是

  A. 一般至少绕肢体 2 周   B. 应该使用死结以保证止血效果

C. 止血带下不可用衬垫　　　　　　　　D. 应用最大力气打结以保证止血效果

E. 橡皮止血带止血效果最佳

34. 患者,男,27 岁。因脚踝扭伤导致右踝关节疼痛、肿胀。在包扎肿胀的右踝关节时,优选的材料是

A. 纱布绷带　　　　　　B. 弹力绷带　　　　　　C. 自粘绷带

D. 石膏绷带　　　　　　E. 尼龙网套

35. 患者,男,35 岁。因左前臂利器伤导致左前臂大出血,伤口内无异物。包扎左前臂伤口应选用的方法是

A. 环形包扎法　　　　　B. 蛇形包扎法　　　　　C. 螺旋形包扎法

D. 回返式包扎法　　　　E. 螺旋反折包扎法

36. 患者,男,21 岁。患者因工作操作机器不慎导致左手腕部离断伤,现场应使用的包扎方法首选

A. 环形包扎法　　　　　B. 8 字包扎法　　　　　C. 螺旋形包扎法

D. 回返式包扎法　　　　E. 螺旋反折包扎法

37. 患者,女,36 岁,因外伤导致前臂闭合性骨折。在对该患者前臂骨折进行夹板固定时,需使用绷带固定的部位包括

A. 骨折上端、骨折下端、肘部　　　　　　B. 骨折处、手掌部、肘部

C. 骨折上端、骨折下端、手掌部　　　　　D. 骨折上端、手掌部、肘部

E. 骨折下端、手掌部、肘部

38. 患者,男,40 岁,因外伤导致右大腿中断闭合性骨折。关于大腿骨折夹板固定术描述正确的是

A. 长夹板置于腋窝至膝下　　　　　　　　B. 短夹板置于大腿根部至膝下

C. 用绷带固定 5 个部位　　　　　　　　　D. 最后固定骨折上下两端

E. 需使足部呈功能位

39. 患者,女,66 岁。患者因在家中摔伤脚踝,无法自行下楼,楼梯狭小,急救人员应选择的担架种类为

A. 折叠担架　　　　　　B. 铲式担架　　　　　　C. 真空固定垫担架

D. 漂浮式吊篮担架　　　E. 帆布担架

40. 患者,男,28 岁。患者因左前臂被刀砍导致左前臂与手掌完全离断,可见有鲜红色血液从断肢中喷出,对伤口包扎止血处理后对患者进行转运。该患者在转运过程中,病情观察最重要的是

A. 疼痛程度　　　　　　B. 面色　　　　　　　　C. 瞳孔

D. 生命体征　　　　　　E. 伤口

41. 患者,男,22 岁,在工地因外伤导致肠管外溢。患者神志清楚,精神紧张,表情痛苦。关于外溢肠管的处理,描述正确的是

A. 可以用消毒液进行消毒　　　　　　　　B. 可以用无菌生理盐水进行冲洗

C. 现场如无纱布可以用纸巾进行保护　　　D. 脱出肠管严禁回纳腹腔,防止感染扩散

E. 用绷带对肠管进行加压包扎,防止进一步脱出

(三) A₃ 型题

(42~44 题共用题干)

患者,男,50 岁,因车祸致胸腹部剧痛 2h 入院。查体:脉搏细速,P 120 次/min,BP 80/48mmHg,R 34次/min,SpO₂ 78%;神志清,左侧呼吸音消失;全腹肌紧张,压痛、反跳痛明显;移动性浊音(+),骨盆分离征(+)。拟诊断为多发伤:①多发肋骨骨折,左侧血气胸;②腹部闭合伤,肝破裂;③骨盆骨折,后腹膜血肿。收治入院。

42. 针对该患者,需要进行重点评估的内容是

A. 胸部外伤、腹部外伤、骨盆骨折　　　　B. 胸部外伤、骨盆骨折

C. 腹部外伤、后腹膜血肿　　　　　　　　D. 骨盆骨折

E. 后腹膜血肿

43. 针对该患者,首先要实施的护理措施是

    A. 尽快建立 2 条静脉通路

    B. 首先进行 ISS 评分,以便判断伤情严重程度,有利抢救

    C. 保持呼吸道通畅

    D. 给氧

    E. 介入治疗后腹膜血肿

44. 患者突然发生意识丧失,HR 150 次/min,BP 66/45mmHg,应立即

    A. 加快输液   B. 深静脉置管,输血,准备手术

    C. 立即转送急诊监护室   D. 床边手术

    E. 留置尿管,记录进出量

(45~47 题共用题干)

患者,男,57 岁。因居住房屋失火,发生煤气爆炸,逃生过程中患者从约 6m 高处坠下。主诉"全身疼痛,呼吸困难 2h"收入院。既往体健。查体:神志模糊,头、颈、面及背部有大量小水疱,去腐皮后创面红白相间。右肺呼吸音稍弱。辅助检查:CT 示右枕部头皮血肿,多发性肋骨骨折并肺挫伤;X 线检查示左外踝骨折。

45. 针对该患者,主要致伤因素分析正确的是

    A. 热能、光辐射、冲击力   B. 热能、机械力   C. 热能、冲击力

    D. 热能、冲击力、机械力   E. 光辐射、有毒气体、机械力

46. 多根肋骨骨折的特征性表现

    A. 胸部疼痛   B. 反常呼吸   C. 血氧下降

    D. 痰不易咳出   E. 骨折易摩擦

47. 针对该患者,首先要实施的护理措施是

    A. 立即处理烧伤的水疱,以免发生感染

    B. 首先进行 ISS 评分,以便判断伤情严重程度,有利抢救

    C. 给氧,保持呼吸道通畅

    D. 立即建立 2 条静脉通路,迅速补液防休克

    E. 左踝骨折固定

(四) A₄ 型题

(48~51 题共用题干)

患者,男,22 岁。30min 前骑电瓶车未戴头盔与小车相撞,当时车速较快,患者被甩出 6m 远。院前救护车到达时,患者已无反应,BP 100/60mmHg,HR 128 次/min,R 24 次/min,口腔内可见呕吐物。

48. 假如你是现场救护人员,首先实施的抢救措施是

    A. 立即开通静脉通路   B. 立即颈托固定   C. 立即清除气道内分泌物

    D. 立即转送至就近医院   E. 立即给予吸氧

49. 转运过程中,患者突然鼾声样呼吸,SpO₂ 87%,GCS 4 分。应该立即

    A. 气管插管   B. 改储氧袋面罩   C. 心肺复苏

    D. 给予甘露醇静脉滴注   E. 尽快赶到就近医院

50. 到达医院急诊室后,测量患者 BP 88/50mmHg,HR 144 次/min。呼吸机辅助呼吸下氧饱和度 97%,两肺呼吸音尚对称,T 39℃,无明显外在出血。此时应评估患者的

    A. 既往史   B. 过敏史   C. 神经系统

    D. 暴露   E. 头面部

51. 评估患者瞳孔,双侧不等大且固定,发生脑疝,应立即

    A. 脑疝,降低颅内压,准备手术

    B. 动眼神经损伤,眼科会诊

C. 颅脑损伤,行 CT 明确诊断

D. 脑疝,给予甘露醇静脉滴注,观察瞳孔是否缩小

E. 脑疝,联系重症监护室住院

三、简答题

1. 简述多发性创伤的临床特点。

2. 简述多发伤的现场救护原则与措施。

3. 简述多发伤的初级评估程序。

4. 简述血流动力学不稳定性骨盆骨折的护理措施及观察要点。

5. 简述复合伤的救护原则。

四、病例分析题

1. 患者,男,50 岁,因重物挤压致腹部、腰臀部剧痛 1h 入院。查体:T 35.9℃,BP 78/48mmHg,P 120 次/min,R 26 次/min;神志淡漠,结膜苍白,两肺呼吸音清而对称;腹稍膨隆,全腹肌紧张,压痛明显,阴囊青紫肿胀明显;骨盆分离征(+),肛门指检(+),留置尿管可见血尿。初步被诊断为多发伤:失血性休克,腹部闭合伤,骨盆骨折,直肠破裂,阴囊血肿,尿道断裂?

(1) 该患者目前最紧急需要处理的问题是什么? 护士应该采取哪些紧急救护措施?

(2) 在初级评估过程中,医生予气管插管,护士已留置 2 路 18G 外周静脉通路液体复苏,准备中心静脉置管。患者 T 35.5℃,BP 89/55mmHg,HR 110 次/min,R 19 次/min,GCS 为 6 分,双瞳孔 4mm,对光反射迟钝。除此之外,急诊护士还应该关注什么? 给予哪些相应措施?

2. 患者,男,33 岁,因排雷过程中弹体发生爆炸伤 1h 入院。查体:手足湿冷,HR 140 次/min,R 45 次/min,BP 90/60mmHg;意识模糊,头皮裂伤出血,全身烧伤总面积 36%,深Ⅱ度烧伤面积 26%,Ⅲ度烧伤面积 3%;左上肢明显肿胀,畸形,有骨擦音。左胸部瘀斑大小 5cm×4cm,全腹压痛,反跳痛,肌紧张,移动性浊音阳性。初步诊断:多发伤,失血性休克,烧冲复合伤,左肱骨骨折,多发性肋骨骨折,胸腹部闭合性损伤。

(1) 该患者目前最紧急需要处理的问题是什么? 护士应该采取哪些紧急救护措施?

(2) 入院 2h 后,患者呼吸困难加重,出现反常呼吸,左侧呼吸音减弱,X 线检查显示左下胸出现 2cm 宽的液平面,左肺压缩 35%。此时发生了什么? 应给予哪些救护措施?

【参考答案】

一、名词解释

1. 多发性创伤,简称多发伤,指在同一致伤因素作用下,人体同时或相继有两个或两个以上的解剖部位的损伤,其中至少一处损伤危及生命。

2. 复合伤指两种或两种以上不同性质的致伤因素同时或相继作用于机体所造成的复合性损伤。

3. 创伤机制指能量从外界转移到人体上造成损伤的过程。损伤的程度取决于外界能量类型(钝性、穿透性、热力等)、传递的速度和传递到人体的部位。

二、选择题

1. C	2. B	3. A	4. C	5. B	6. D	7. E	8. A	9. B	10. B
11. B	12. B	13. B	14. C	15. A	16. A	17. E	18. D	19. C	20. B
21. E	22. C	23. C	24. D	25. B	26. C	27. A	28. C	29. C	30. B
31. B	32. B	33. A	34. B	35. E	36. C	37. C	38. E	39. A	40. D
41. D	42. A	43. C	44. B	45. D	46. B	47. C	48. C	49. A	50. C
51. A									

三、简答题

1. 多发性创伤的临床特点　①伤情重且变化快,死亡率高。②休克发生率高且出现早,以低血容量性休克(失血性、创伤性)最常见,尤其是胸腹联合伤;后期常为感染性休克。③低氧血症发生率高,多发伤早

期可高达 90%,尤其是颅脑伤、胸部伤伴有休克或昏迷者。严重创伤可直接导致或继发急性肺损伤,甚至急性呼吸窘迫综合征(ARDS)。④容易发生漏诊和误诊。⑤感染发生率高。容易发生局部感染及肺部感染,重者迅速扩散为脓毒血症等全身感染。⑥多器官功能障碍发生率高,衰竭的脏器数目越多,死亡率越高。⑦伤情复杂,治疗困难。⑧并发症发生率高。

2. 多发伤的现场救援原则　先抢救生命,后保护功能;先重后轻,先急后缓。一般来说,必须优先抢救的是心搏骤停、窒息、大出血、张力性气胸和休克等。

多发伤现场救护的具体措施:①尽快脱离危险环境,放置合适体位,排除可能继续造成伤害的原因;②对已经存在严重脊柱骨折、脊髓损伤或怀疑有脊柱损伤者应立即予以制动,颈托固定,保证有效气体交换;③注意保暖:对已经低体温或伴有明显出血、休克的患者要积极采取被动加温(毛毯、棉絮、隔绝材料等覆盖)的方法;④保存好离断肢体;⑤伤口处理:保护伤口,减少污染,压迫止血,固定骨折。

3. 多发伤的初级评估程序　包括 ABCDE,即气道及颈椎保护、呼吸、循环、神经系统及暴露与环境控制。①对于神志改变(GCS≤8 分),伴有颌面部及颈部损伤的患者,应特别重视评估其气道有无不畅或阻塞,在气道管理的同时,评估和保护脊髓尤为重要。②一旦气道是安全的,即开始评估患者的呼吸。暴露患者的胸部,观察有无自主呼吸、胸廓起伏、呼吸频率和形态等。③触摸大动脉搏动,判定脉搏强度(正常、微弱、强烈)和频率(正常、慢、快),测量血压,观察是否有明显的外出血、皮肤颜色和温度、毛细血管再充盈情况,判断患者的循环状态。④评价患者的意识水平、瞳孔大小和对光反射、有无偏瘫或截瘫等。⑤暴露与环境控制:将患者完全暴露以便无遗漏地全面检查伤情,特别是枪伤、腹部及骨盆的创伤(可以引起严重的失血性休克);同时一些开放性骨折也有可能因为暴露不充分而被忽视。

4. 血流动力学不稳定性骨盆骨折的护理措施　①吸氧,开放 2 路以上 18G 及以上大孔径静脉通路,早期控制损伤,止血、止痛、备血;②对于低体温积极复温;③骨盆及下肢固定,遵医嘱做好行腹膜外填塞或外固定术的术前准备。

血流动力学不稳定性骨盆骨折的观察要点:①动态监测血压、心率及血红蛋白的变化;②在大量快速输血、输液的条件下,如患者出现不能解释的低血压,即应高度警惕腹膜后有大出血的可能;③密切观察下肢皮温、动脉搏动等,警惕血管栓塞和破裂的风险。

5. 复合伤的救护原则　①迅速而安全地使伤病员撤离现场;②优先处理危及生命的损伤,如心搏骤停、窒息、大出血、呼吸道梗阻等;③对于不危及生命或肢体存活的复合伤,待病情稳定后再行处理;④加强早期脏器保护;⑤权衡各致伤因素间的相互作用;⑥兼顾防治休克和感染;⑦手术顺序按照紧急、急性和择期的顺序,先行无菌手术再行污染手术。

四、病例分析题

1.(1) 该患者存在低血容量性休克(或创伤性休克)。护士需立即建立 2 路大口径静脉通路补液扩容,加快输液,并立即备血、输血。骨盆带固定,协助医生止血填塞等。

(2) 急诊护士还应关注患者的体温、血压、瞳孔的变化,关注大剂量输血情况,及时予以输血。体温过低,应采取复温措施,如复温毯等,协助患者复温并动态监测体温变化。关注患者出入量,评估休克程度,指导液体复苏。关注患者腹部情况,是否有膨隆、腹胀等改变。由于骨盆骨折,观察双足足背动脉情况,是否存在动脉损伤。

2.(1) 该患者存在低血容量性休克(或创伤性休克)。护士需立即建立 2 路大口径静脉通路补液扩容,加快输液,并立即备血、输血;吸氧、保持呼吸道通畅;进行骨折固定;进行创面处理;详细评估复合伤的部位和程度,协助医生尽快完善检查等。

(2) 该患者发生了张力性气胸。应给予的救护措施:①尽快于伤侧锁骨中线第 2 肋间插入带有活瓣的穿刺针,进行排气减压;②固定浮动胸壁;③尽快进行胸腔闭式引流;④密切观察患者病情变化,如体温、呼吸、脉搏、血压、出入量及神志等;⑤抗休克,液体复苏;⑥待生命体征稳定后,进行手术治疗。

(王飒　刘雪松　胡化刚)

第十章　环境及理化因素损伤

【重点和难点解析】

学习重点：

1. 中暑、电击伤、淹溺、冷损伤的概念。

2. 中暑、电击伤、淹溺、冷损伤的救治原则与护理措施。

3. 中暑、电击伤、淹溺、冷损伤的临床表现。

4. 烧伤的急救护理措施。

5. 动物咬伤的急救原则。

6. 急性高原病的护理措施。

学习难点：

1. 中暑、电击伤、淹溺、冷损伤的病因与发病机制。

2. 烧伤、动物咬伤、急性高原病的病情评估。

【课后复习题】

一、名词解释

1. 中暑

2. 电击伤

3. 淹溺

4. 冷损伤

二、选择题

（一）A₁ 型题

1. 学生在炎热的夏天军训时发生中暑，此中暑类型为

　　A. 先兆中暑　　　　　　　　B. 轻症中暑　　　　　　　　C. 经典型热射病

　　D. 劳力型热射病　　　　　　E. 热衰竭

2. 热射病的典型临床表现，核心温度超过

　　A. 38℃　　　　　　　　　　B. 39℃　　　　　　　　　　C. 40℃

　　D. 41℃　　　　　　　　　　E. 42℃

3. 高温环境下预防中暑，**不正确**的是

　　A. 保持室内通风　　　　　　B. 避免强烈日光长时间直射人体

　　C. 减少室外剧烈运动　　　　D. 穿紧身绝缘服装

　　E. 多饮含盐饮料

4. 中暑患者在转运过程中密切监测体温，应

　　A. 每 5~10min 测量一次　　B. 每 10~20min 测量一次　　C. 每 20~30min 测量一次

　　D. 每 30~60min 测量一次　　E. 每 1~2h 测量一次

5. **不属于**中暑发生的诱因的是

　　A. 年老、体弱、营养不良　　B. 疲劳　　　　　　　　　　C. 肥胖

　　D. 饮酒、饥饿　　　　　　　E. 高温无风

6. 夏季在烈日下剧烈运动，为预防中暑应适当补充

　　A. 葡萄糖　　　　B. 淡盐水　　　　C. 矿泉水　　　　D. 可乐　　　　E. 果汁

7. 低压电电击后伤者致死的主要原因

    A. 心室颤动　　　　　　　　B. 急性肾衰竭　　　　　　　C. 心律失常

    D. 低血容量性休克　　　　　E. 多器官功能障碍

8. 电击伤的临床表现**不包括**

    A. 痛性肌肉收缩　　　　　　B. 昏迷**或**心搏骤停　　　　C. 低血容量性休克

    D. 急性肾衰竭　　　　　　　E. 急性重型肝炎（急性肝坏死）

9. 高压电击，特别是雷击，致命的主要原因是

    A. 前臂腔隙综合征　　　　　B. 皮肤肌肉深部灼伤　　　　C. 组织继发性坏死

    D. 神志丧失，心搏骤停　　　E. 大面积烧伤

10. 关于电击伤，说法**错误**的是

    A. 直流电比交流电危害更大　　　　　　B. 可造成筋膜室综合征

    C. 急救时应立即切断电源　　　　　　　D. 发生心搏骤停时立即行 CPR

    E. 触电常伴有外伤

11. 电击伤的急救措施**不正确**的是

    A. 脱离电源　　　　　　　　　　　　　B. 心搏骤停者进行人工呼吸、心脏按压

    C. 有灼伤部位进行相应处理　　　　　　D. 对症治疗

    E. 用冰袋凉敷头部，保护脑组织

12. 高压电引起的电烧伤的典型特点**不包括**

    A. "口小底大、外浅内深"特征　　　　　B. 有一处进口和多处出口

    C. 肌肉组织呈夹心性坏死　　　　　　　D. 血管变性、坏死或栓塞

    E. 伤口小，呈椭圆形或圆形、边界整齐

13. 电击伤的并发症**不会**发生

    A. 高钾血症　　　　　　　　B. 严重心律失常　　　　　　C. 高血压

    D. 急性肾损伤　　　　　　　E. 心肌损伤

14. 发生电击伤后常规护理措施**不包括**

    A. 充分供氧　　　　　　　　B. 建立静脉通路　　　　　　C. 观察生命体征、神志、尿量

    D. 应用镇静药物　　　　　　E. 加强口腔护理、皮肤护理

15. 海水淹溺和淡水淹溺均会出现

    A. 缺氧　　　　　　　　　　B. 血浆渗透压升高　　　　　C. 血浆渗透压降低

    D. 血容量骤增　　　　　　　E. 溶血

16. 淡水淹溺主要导致

    A. 肺损伤　　　　B. 血液浓缩　　　　C. 肝性脑病　　　　D. 脑水肿　　　　E. 心力衰竭

17. 淡水淹溺**不会**表现

    A. 溶血　　　　　　　　　　B. 红细胞破裂　　　　　　　C. 高钾血症

    D. 高钠血症　　　　　　　　E. 血红蛋白尿

18. 淹溺患者在病程演变过程中**不会**发生

    A. 低氧血症　　　　　　　　B. 弥散性血管内凝血　　　　C. 急性肾衰竭

    D. 多器官功能障碍综合征　　E. 低钾血症

19. 溺水后若患者体温过低，为其复温应使核心温度达到

    A. 30~32℃　　　　B. 31~33℃　　　　C. 32~35℃　　　　D. 33~35℃　　　　E. 34~36℃

20. 淹溺的护理措施中，**不正确**的是

    A. 给予低流量吸氧　　　　　B. 严格控制输液速度　　　　C. 输液从小速度、低速度开始

    D. 复温护理　　　　　　　　E. 严密观察神志及尿量

21. 关于Ⅱ度冻伤,叙述**错误**的是
    A. 损伤达真皮层　　　　　　B. 局部红、肿、痛　　　　　C. 有水疱形成
    D. 1周后可愈合　　　　　　E. 处理不当可发生感染

22. 冻伤急救快速复温时,用恒温温水浸泡肢体或全身,温度是
    A. 36~38℃　　　　　　　　B. 38~40℃　　　　　　　C. 40~42℃
    D. 42~44℃　　　　　　　　E. 44~45℃

23. 关于轻度意外性低体温的临床表现,**错误**的是
    A. 疲乏、健忘、多尿　　　　B. 肌肉震颤　　　　　　　C. 血压下降
    D. 呼吸和心率加快　　　　　E. 逐渐出现不完全性肠梗阻

24. 行快速复温,方法正确的是
    A. 将冻肢浸泡温水中　　　　B. 雪搓　　　　　　　　　C. 周围放置温火
    D. 温水擦拭　　　　　　　　E. 击打冻伤部位

25. 当冻伤后低体温持续时间较长时,**不会**发生
    A. 非心源性肺水肿　　　　　B. 应激性溃疡　　　　　　C. 浅表静脉血栓形成
    D. 胰腺坏死　　　　　　　　E. 心肌梗死

26. 以红斑性为主要特点的烧伤指
    A. Ⅰ度烧伤　　　　　　　　B. 浅Ⅱ度烧伤　　　　　　C. 深Ⅱ度烧伤
    D. Ⅲ度烧伤　　　　　　　　E. Ⅳ度烧伤

27. 烧伤后,体液渗出最快的时段是
    A. 2~3h　　　　　　　　　　B. 4~6h　　　　　　　　　C. 6~12h
    D. 10~12h　　　　　　　　　E. 12~24h

28. 人感染狂犬病病毒后的潜伏期一般为
    A. 1~3d　　　　　　　　　　B. 3~7d　　　　　　　　　C. 7~14d
    D. 14~30d　　　　　　　　　E. 30~60d

29. 大龄儿童和成人最易发生犬咬伤的部位为
    A. 头面部　　　　　　　　　B. 胸部　　　　　　　　　C. 四肢
    D. 腹部　　　　　　　　　　E. 臀部

30. 患者,男,20岁。双手及右前臂深Ⅱ度烧伤,其烧伤面积约为体表总面积的
    A. 6%　　　　B. 8%　　　　C. 10%　　　　D. 12%　　　　E. 14%

31. 烧伤患者休克期提示液体复苏有效的表现是
    A. 成人每小时尿量维持在10~20ml　　　　　B. 成人脉搏维持在130 次/min
    C. 脉压为15mmHg　　　　　　　　　　　　D. 中心静脉压为2~4cmH$_2$O
    E. 患者安静,无烦躁不安表现

32. 烧伤患者包扎疗法适用于
    A. 面部浅Ⅱ度烧伤　　　　　　　　　　　B. 颈部浅Ⅱ度烧伤
    C. 会阴部浅Ⅱ度烧伤　　　　　　　　　　D. 小面积或四肢的浅Ⅱ度烧伤
    E. 大面积烧伤伴创面严重感染者

33. 首次狂犬病暴露后进行免疫接种的时间分别为
    A. 0、7、14、28d 各注射 1 剂狂犬病疫苗　　　B. 0、3、7、14d 各注射 1 剂狂犬病疫苗
    C. 0、3、7、14、28d 各注射 1 剂狂犬病疫苗　　D. 0、3、5、7、14d 各注射 1 剂狂犬病疫苗
    E. 0、3、10、20、28d 各注射 1 剂狂犬病疫苗

34. 以下对犬咬伤后伤口处理描述**不正确**的是
    A. 立即彻底清洗伤口

B. 浅小伤口可用 2% 碘酊和 75% 乙醇溶液常规冲洗至少 15min

C. 深大伤口应立即彻底清创

D. 伤口可用生理盐水、稀释的碘伏冲洗

E. 伤口清洗后尽早缝合或包扎

35. 以下**不属于**狂犬病特有的临床表现是

    A. 恐水   B. 怕风   C. 咽喉痉挛

    D. 伤口周围麻木   E. 进行性瘫痪（麻痹）

36. 急性高原病的关键始发因素是

    A. 低气压   B. 低压性缺氧   C. 低湿度

    D. 低温度   E. 强辐射

37. 高原病的诱因**不包括**

    A. 登高速度过急   B. 体力活动过大   C. 寒冷或气候改变

    D. 饥饿、疲劳、失眠   E. 慢性胃炎

38. 最常见的急性高原病类型是

    A. 急性轻症高原病   B. 高原肺水肿   C. 高原脑水肿

    D. 高原心脏病   E. 高原红细胞增多症

39. 可增加发生高原肺水肿风险的因素**不包括**

    A. 快速登高   B. 过度劳累   C. 呼吸道感染

    D. 盐分摄入过多   E. 肥胖

40. 呋塞米治疗急性高原病的机制主要是

    A. 减少循环血量，减轻心脏负荷   B. 解除气管痉挛

    C. 降低肺动脉压   D. 预防神经系统损伤

    E. 扩张血管

（二）A₂ 型题

41. 患者，男，35 岁。患者因在高热环境下持续工作 12h 而出现头痛、头晕、乏力、多汗等症状，不久体温迅速升高到 41℃，并出现颜面潮红、昏迷、休克。此时最佳的降温措施应为

    A. 冰盐水灌肠   B. 物理降温 + 药物降温   C. 冬眠合剂

    D. 静脉滴注葡萄糖盐水   E. 冰帽

42. 患者，男，10 岁。患者玩耍时不慎触电，此时紧急处理的方式是

    A. 心肺复苏   B. 脱离电流   C. 人工呼吸

    D. 心电监护   E. 注射肾上腺素

43. 患者，男，22 岁。患者因在-20℃户外长时间站立发生局部冻伤，皮肤呈白色，复温后颜色转红润，略水肿，无水疱。根据病例，以下说法正确的是

    A. 损伤在真皮层   B. 2~3 周愈合

    C. 不留瘢痕   D. 感觉丧失

    E. 局部坏死组织脱落形成肉芽创面

44. 患者，女，12 岁。患者在河边玩耍时不慎落水，呼救中被路人发现进行现场营救。以下营救措施**不正确**的是

    A. 可用木棍或衣物作为救援设施递给淹溺者

    B. 可借助周围船只接近淹溺者进行救援

    C. 若需下水营救，施救者应镇静

    D. 尽可能脱去衣裤、鞋靴等再下水营救

    E. 迅速游到淹溺者附近，正面接近托起头颈部或腋窝进行营救

45. 患儿,7岁,头面颈部全部烧伤,其烧伤面积约占全身体表面积的

    A. 6%　　　　　　　　　　B. 9%　　　　　　　　　　C. 12%

    D. 14%　　　　　　　　　　E. 16%

46. 患者,女,30岁,体重50kg,双大腿、双小腿、双足深Ⅱ度烧伤,患者伤后第一个24h的补液总量约为

    A. 3 000ml　　　　　　　　B. 4 000ml　　　　　　　　C. 5 000ml

    D. 6 000ml　　　　　　　　E. 7 000ml

47. 患者,男,27岁。患者喂养家犬时被家犬舔舐完好的手部皮肤,其狂犬病暴露分级为

    A. Ⅰ级　　　　　　　　　　B. Ⅱ级　　　　　　　　　　C. Ⅲ级

    D. Ⅳ级　　　　　　　　　　E. Ⅴ级

48. 患者,男,25岁,南方沿海城市人。患者乘飞机到西部高原旅游,次日上午出现头疼、头晕、心慌、胸闷、食欲减退、乏力、口唇轻度发绀。胸部X片大致正常。此患者最有可能发生了

    A. 高原肺水肿　　　　　　　B. 急性高原反应　　　　　　C. 脑动脉供血不足

    D. 高原脑水肿　　　　　　　E. 梅尼埃病

（三）A₃型题

（49~50题共用题干）

患者,女,45岁,因室外冻伤后2h来就诊。查体:双足明显肿胀,满布水疱,水疱内有血性液体渗出,创面基底暗红,痛觉迟钝。

49. 患者冻伤累及的深度是

    A. 表皮层　　　　　　　　　B. 真皮层　　　　　　　　　C. 皮肤全层

    D. 皮肤全层及皮下　　　　　E. 皮肤全层、皮下、肌肉及骨骼

50. 根据以上临床表现,该患者冻伤分度

    A. Ⅰ度冻伤　　　　　　　　B. Ⅱ度冻伤　　　　　　　　C. Ⅲ度冻伤

    D. Ⅳ度冻伤　　　　　　　　E. Ⅴ度冻伤

（51~52题共用题干）

患者,女,32岁。夏天高温季节,患者在闷热车间劳动后出现头痛、恶心、呕吐,T 41℃,HR 130次/min,BP 100/50mmHg,拟诊断为中暑。

51. 与中暑的病死率直接相关的因素是

    A. 是否昏迷　　　　　　　　B. 体温升高程度和持续时间　　C. 肝功能损害

    D. 肾功能损害　　　　　　　E. 血乳酸浓度

52. 此患者明确诊断为热射病,早期有效治疗是决定预后的关键。有效的治疗措施应**除外**

    A. 迅速降低核心温度　　　　B. 血液净化　　　　　　　　C. 防治弥散性血管内凝血

    D. 防治脑水肿　　　　　　　E. "九早一禁"治疗措施

（53~54题共用题干）

患者,女,23岁。在海边游泳时患者不慎溺水,被人救起。查体:R 26次/min,HR 100次/min,心律不齐,皮肤发绀,肺部可闻及湿啰音,腹部膨隆,四肢厥冷。拟诊断淹溺。

53. 急救人员应给予的首要救治措施是

    A. 给予强心药　　　　　　　B. 建立静脉通道　　　　　　C. 口对口人工呼吸

    D. 胸外心脏按压　　　　　　E. 保持呼吸道通畅

54. 海水淹溺时,**不会**发生

    A. 心律失常　　　　　　　　B. 溶血　　　　　　　　　　C. 低氧血症

    D. 肺水肿　　　　　　　　　E. 低蛋白血症

（55~56题共用题干）

患者,男,35岁,被10 000V高压电击伤双上肢、双下肢,伤后4h就诊。查体:患者烦躁不安,HR 142

次/min,BP 90/60mmHg,双上肢肿胀明显,桡动脉搏动微弱,皮温低,尿液呈酱油色。患者否认呼吸心跳停止病史。

55. 此患者应考虑电击伤并发

   A. 脑外伤　　　　　　　　B. 多发骨折　　　　　　　　C. 低血容量性休克

   D. 心源性休克　　　　　　E. 失血性休克

56. 双上肢创面宜采取

   A. 包扎疗法　　　　　　　B. 半暴露疗法　　　　　　　C. 植皮手术

   D. 开放治疗　　　　　　　E. 神经血管探查术

(四) A₄ 型题

(57~59 题共用题干)

患者,男,60 岁。患者在烈日下户外活动 2h,回家后出现头晕、头痛、恶心,休息片刻后出现发热、面色潮红、心悸、乏力等症状。家人发现患者颜面潮红,反应迟钝,立即送医。查体:T 41℃(肛温),HR 128 次/min,R 26 次/min,BP 120/80mmHg;意识模糊,查体不合作,瞳孔稍大,对光反射迟钝,全身皮肤干燥无汗,神经系统检查各项反射存在,但减弱。辅助检查:血、尿、便常规无异常,血糖 6.0mmol/L。

57. 该患者中暑类型为

   A. 先兆中暑　　　　　　　B. 热痉挛　　　　　　　　　C. 热射病

   D. 热衰竭　　　　　　　　E. 日射病

58. 为明确诊断,最有价值的体检项目是

   A. 体温 + 神经反射　　　　B. 体温 + 血压　　　　　　C. 尿量 + 皮肤色泽

   D. 呼吸 + 意识　　　　　　E. 脉搏 + 血压

59. 实施物理降温时,患者肛温应维持在

   A. 35~36℃　　　　　　　B. 36~37℃　　　　　　　　C. 36.5~37.5℃

   D. 37~38.5℃　　　　　　E. 38~39℃

(60~61 题共用题干)

患者,男,40 岁,维修家电过程中电线不慎掉落于身上。患者表情惊恐、面色苍白、四肢瘫软,局部皮肤灼痛,呼吸、心跳加速。

60. 使伤者迅速脱离电源的方法是

   A. 用力拉伤者　　　　　　　　　　　　B. 一手拉电闸、一手拉伤者

   C. 用木棍推开伤者　　　　　　　　　　D. 用剪刀剪断伤者身上的电线

   E. 向患者身上泼水降温

61. 对于电击伤的现场救护,**不正确**的是

   A. 施救者注意自身安全　　　　　　　　B. 迅速正确脱离电源

   C. 轻型触电者可不必处理,自行观察　　D. 重型触电者应就地实施抢救

   E. 转送医院途中不能中断抢救

(62~63 题共用题干)

患者,男,18 岁。患者在海里游泳时因腿部痉挛发生溺水事件,经过现场积极抢救,抢救成功后送医院继续治疗。

62. 护士应遵医嘱给患者输注的液体是

   A. 5% 葡萄糖溶液　　　　　B. 0.9% 氯化钠溶液　　　　C. 3% 氯化钠溶液

   D. 5% 碳酸氢钠溶液　　　　E. 20% 甘露醇

63. 为防治急性肺损伤,应用糖皮质激素的原则是

   A. 早期、全程、足量　　　　B. 早期、短程、足量　　　　C. 早期、全程、小量

   D. 早期、短程、小量　　　　E. 长期、短程、足量

(64~66 题共用题干)

患者,男,20 岁,足部发生冻疮。查体:足跟及足趾局部红斑、水肿、感觉灼痒胀痛,少量散在水疱。

64. 此患者发生的冻伤类型是

    A. 非冻结性冻伤   B. 冻结性冻伤   C. 意外性低体温

    D. 冻伤   E. 冻僵

65. 此类冻伤的致伤原因是

    A. −10℃以下低温   B. 0~10℃低温   C. −10℃以下低温和潮湿

    D. 0~10℃低温和潮湿   E. 0℃以下低温和潮湿

66. 根据此病例,以下处理方式**不正确**的是

    A. 每日用 42℃温水浸泡,每次 20min   B. 有破溃感染者可在局部涂冻疮膏

    C. 局部用药应涂厚   D. 每日数次温敷创面

    E. 根据创面情况每日换药,保持干燥无须包扎

三、简答题

1. 简述重症中暑现场关键救治措施。

2. 简述高压电引起电烧伤的典型特点。

3. 简述淹溺现场急救五大步骤。

4. 简述全身冻伤的急诊处理原则。

5. 简述烧伤患者补液总量的计算方法。

6. 简述犬咬伤患者免疫接种的程序。

四、病例分析题

患者,男,21 岁。搬运物品时突然晕倒,呼之能应,自觉头晕、恶心、胸闷、大量出汗、面色潮红、四肢无力。查体:T 39℃,HR 110 次/min,BP 90/60mmHg,双瞳孔等大等圆,对光反射存在;双肺呼吸音正常,无大小便失禁。患者平素体健,既往无不良病史。

1. 该患者最可能发生了什么?属于哪种类型?

2. 针对该患者的现场急救措施有哪些?

3. 护士对其进行预防指导和健康宣教的主要内容有哪些?

【参考答案】

一、名词解释

1. 中暑指人体在高温环境下,由于水和电解质丢失过多、散热功能障碍,所引起的以中枢神经系统和心血管功能障碍为主要表现的热损伤性疾病。

2. 电击伤俗称触电,指一定量的电流通过人体引起全身或局部的组织损伤和功能障碍,甚至发生心搏骤停。

3. 淹溺又称溺水,指人淹没于水或其他液体中,由于液体、污泥、杂草等物堵塞呼吸道和肺泡,或因咽喉、气管发生反射性痉挛,引起窒息和缺氧,肺泡失去通气、换气功能,使机体所处于的一种危急状态。

4. 冷损伤指低温作用于机体引起局部乃至全身的损伤,手足、耳鼻部及面颊部是最常发生的部位。

二、选择题

1. D	2. C	3. D	4. D	5. E	6. B	7. A	8. E	9. D	10. A
11. E	12. E	13. C	14. D	15. A	16. A	17. D	18. E	19. C	20. A
21.	22.	23. C	24. A	25.	26. C	27.	28. E	29.	30. B
31. E	32. D	33. C	34. E	35. D	36. B	37. D	38. A	39. E	40. A
41. B	42. B	43. C	44. B	45. D	46. C	47. A	48. E	49. D	50. C
51. B	52. D	53. E	54. B	55. D	56. D	57. C	58. A	59. D	60. C

61. C　　62. A　　63. B　　64. A　　65. D　　66. E

三、简答题

1. 重症中暑现场关键救治措施　现场早期处置建议"边降温边转运",当降温与转运存在冲突时,应遵循"降温第一,转运第二"的原则,在现场至少实施以下关键救治措施,其中快速、有效、持续降温是最重要的。

(1) 快速、有效、持续降温:①立即脱离热环境;②快速测量体温;③积极有效降温。

(2) 液体复苏:现场快速建立双通道输液通路,液体首选含钠液体(如生理盐水或林格液)。

(3) 气道保护与氧疗:保持呼吸道通畅,及时清除气道内分泌物,防止呕吐物误吸。首选鼻导管吸氧方式,目标是维持 $SpO_2 \geqslant 90\%$。

(4) 控制抽搐:可给予镇静药物使患者保持镇静。

2. 高压电引起电烧伤的典型特点　①烧伤面积不大,但可深达肌肉、血管、神经和骨骼,有"口小底大,外浅内深"的特征;②有一处进口和多处出口;③肌肉组织常呈夹心性坏死;④电流可造成血管壁变性、坏死或血管栓塞,从而引起继发性出血或组织的继发性坏死。

3. 淹溺现场急救五大步骤　①水中营救;②水中复苏;③救离水中;④初期复苏;⑤迅速转运。

4. 全身冻伤的急诊处理原则

(1) 复温后首先要防治休克和维护呼吸功能。防治休克主要是补液、选用血管活性药、除颤等;保持呼吸道通畅、给氧和呼吸兴奋剂、防治肺部感染等。

(2) 为防治脑水肿和肾功能不全,可使用利尿剂。

(3) 纠正酸碱失衡和电解质失衡、维持营养等。

(4) 全身冻伤常合并局部冻伤,需加强创面处理。

5. 烧伤患者补液总量的计算方法　烧伤患者补液总量常根据烧伤早期液体渗出的规律估计。通常按照患者体重和Ⅱ度、Ⅲ度烧伤面积计算补液量。伤后第一个 24h,补液总量按照每 1% 烧伤面积(Ⅱ度、Ⅲ度)每公斤体重补充胶体液和电解质 1.5ml(儿童为 1.8ml,婴儿为 2ml),另加每日生理需要量 2 000ml(儿童 60~80ml/kg,婴儿 100ml/kg)。伤后第二个 24h 电解质液和胶体液为第一个 24h 的一半,再加 2 000ml 每日生理需要量。

6. 犬咬伤患者免疫接种的程序　首次暴露患者应于伤后 0、3、7、14、28d 各肌内注射 1 剂狂犬病疫苗。严重咬伤如头、面、颈、上肢等,经彻底清创后,在伤口底部及其周围注射抗狂犬病免疫血清或狂犬病免疫球蛋白,同时按上述方法全程免疫接种狂犬病疫苗。若曾经在半年内接受过全程主动免疫,则咬伤后不需要被动免疫治疗。完成全程免疫超过半年未到 1 年再次暴露,仅在伤后当天和第 3 天强化主动免疫各一次。完成全程免疫 1~3 年再次暴露,须按 0、3、7d 加强接种三剂。完成全程免疫超过 3 年再次暴露,重新全程免疫接种。可联合使用干扰素,以增强保护效果。

四、病例分析题

1. 该患者最可能发生了中暑,类型为轻症中暑。

2. 现场急救措施　立即将患者安置于阴凉、通风的环境中平卧休息,口服淡盐水或含盐的清凉饮料。对有循环功能紊乱者,可静脉补充 5% 葡萄糖盐水,密切观察,直至恢复。

3. 护士对其进行预防指导及健康教育的主要内容　①大量饮水,注意补充盐分和矿物质,高温天气不应等到口渴时才喝水。如果需要在高温环境里进行体力劳动或剧烈运动,至少每小时喝 2~4 杯凉水(500~1 000ml)。不饮用含酒精或大量糖分的饮料,避免饮用过凉的冰冻饮料。②注意饮食及休息,少食高油、高脂食物,饮食尽量清淡,多吃水果蔬菜。保证充足的睡眠。睡觉时避免电风扇或空调直吹。③高温天气里应尽量在室内活动,户外活动时穿着合适的衣服涂抹防晒霜,活动时间最好避开正午时段,尽量将时间安排在早晨或者傍晚。④锻炼自己的耐热能力,学会适应热环境。⑤中暑患者恢复后,数周内避免阳光下剧烈活动。

(孙 莉　胡化刚)

第十一章　危重症患者功能监测与评估

【重点和难点解析】

学习重点:

1. 血流动力学监测、心输出量(CO)、中心静脉压(CVP)、颅内压(ICP)分级、脑电图(EEG)、肾小球滤过率、动脉血氧饱和度、消化系统功能监测与评估、急性生理和慢性健康状况评估等的概念。

2. 血流动力学监测、心电图(ECG)监测与恶性心律失常的评估、颅内压监测、脑电图监测、肾功能监测、营养状态评估、呼吸系统功能监测要点、呼吸衰竭的评估、危重患者消化系统功能评估、疼痛、镇静、谵妄评估等。

3. 动脉穿刺置管、深静脉穿刺置管、PICC 导管置入、有创动脉压监测、中心静脉压监测、脉搏指示连续心输出量(PICCO)监测等。

4. 各类监测指标的正常值。

5. 各类疼痛、镇静、谵妄评估工具的主要内容。

6. APACHEⅡ评分在危重症患者评估中的应用。

学习难点:

1. PICCO 监测。

2. 恶性心律失常的评估。

3. 呼吸系统监测技术。

4. 危重患者常用消化系统功能监测重要指标的临床意义。

5. 胃残余和腹腔内压力监测的方法。

6. Child-Turcotte 分级、Chid-Pugh 肝脏疾病严重程度分级、肝性脑病、急性胃肠损伤(AGI)的分级和应用。

7. 常用疼痛、镇静、谵妄评估工具的使用。

8. 比较急性生理和慢性健康状况评估四种方法的优劣和异同。

【课后复习题】

一、名词解释

1. 血流动力学监测

2. 心输出量

3. 中心静脉压监测

4. 颅内压

5. 脑电图

6. 肾小球滤过率

7. 动脉血氧饱和度

8. 黄疸

9. 肝性脑病

10. 喂养不耐受综合征

11. 腹腔内高压

12. 疼痛

13. 谵妄

14. 急性生理和慢性健康状况评估

二、选择题

（一）A₁ 型题

1. 下列循环系统功能监测项目中属于有创监测的是
   A. 心电图监测　　　　　　　B. 自动间断测压　　　　　C. 中心静脉压监测
   D. 多普勒心输出量监测　　　E. 自动连续测压

2. 临床应用最广泛的一种动脉压监测方法是
   A. 传统血压计测压　　　　　B. 自动间断测压　　　　　C. 自动连续测压
   D. 有创动脉压监测　　　　　E. 肺动脉压监测

3. 临床上最常用的有创心输出量监测技术是
   A. 有创动脉压监测　　　　　B. 中心静脉压监测　　　　C. 肺动脉压监测
   D. 多普勒超声心输出量监测　E. 脉搏指示连续心输出量监测

4. 中心静脉压的正常值是
   A. 2~5cmH₂O　　　　　　　B. 4~10cmH₂O　　　　　　C. 5~12cmH₂O
   D. 10~15cmH₂O　　　　　　E. 15~20cmH₂O

5. 下列各项指标中能够反映右心收缩前负荷的是
   A. 平均动脉压　　　　　　　B. 肺动脉压　　　　　　　C. 肺动脉楔压
   D. 中心静脉压　　　　　　　E. 外周动脉收缩压

6. 下列各项指标中能够反映左心收缩前负荷的是
   A. 平均动脉压　　　　　　　B. 肺动脉压　　　　　　　C. 肺动脉楔压
   D. 中心静脉压　　　　　　　E. 外周动脉收缩压

7. 关于自动无创伤性测压的描述，**错误**的是
   A. 应用震荡技术原理
   B. 可以反映每个心动周期血压的动态变化
   C. 可自动定时测量血压
   D. 能够根据设定的报警限自动报警
   E. 是临床应用最广泛的动脉压监测方法

8. 有创动脉压监测时首选的途径是
   A. 股动脉　　　　　　　　　B. 足背动脉　　　　　　　C. 尺动脉
   D. 桡动脉　　　　　　　　　E. 肱动脉

9. 动脉穿刺置管期间予以肝素盐水（一般 500ml 生理盐水中加入肝素 2 500U）持续冲洗的速度为
   A. 1ml/h　　　　　　　　　B. 2ml/h　　　　　　　　C. 3ml/h
   D. 4ml/h　　　　　　　　　E. 5ml/h

10. 深静脉置管后无菌透明敷贴更换至少应
    A. 2d 更换一次　　　　　　B. 3d 更换一次　　　　　C. 4d 更换一次
    D. 5d 更换一次　　　　　　E. 7d 更换一次

11. 深静脉置管后无菌纱布敷料更换至少应
    A. 2d 更换一次　　　　　　B. 3d 更换一次　　　　　C. 4d 更换一次
    D. 5d 更换一次　　　　　　E. 7d 更换一次

12. PICC 导管置管后一般体外导管保留长度为
    A. 3~5cm　　　B. 5~7cm　　　C. 7~10cm　　　D. 10~12cm　　　E. 12~15cm

13. 有创动脉压监测时冲洗液的压力应达到
    A. 50mmHg　　　B. 100mmHg　　　C. 150mmHg　　　D. 200mmHg　　　E. 300mmHg

14. 锁骨下静脉穿刺时穿刺点可选择

    A. 锁骨中、内 1/3 交界处,锁骨下方 1cm 处

    B. 锁骨中点,锁骨上方 2cm 处

    C. 锁骨中、外 1/3 交界处,锁骨下方 1cm 处

    D. 胸锁乳突肌锁骨头内侧缘,锁骨上方 2cm 处

    E. 锁骨中、内 1/3 交界处,锁骨下方 2cm 处

15. 对于仰卧位患者,有创动脉压监测时压力传感器位置应设置于

    A. 第 4 肋间腋中线水平   B. 第 5 肋间腋中线水平

    C. 第 4 肋间腋前线水平   D. 第 5 肋间腋前线水平

    E. 胸骨右缘第 4 肋间水平

16. 通过脉搏指示连续心输出量(PICCO)监测获得的压力指标是

    A. 上肢动脉压与下肢动脉压   B. 中心静脉压与肺动脉楔压

    C. 动脉压与中心静脉压   D. 外周静脉压与中心静脉压

    E. 右房舒张末压与左房舒张末压

17. 容量反应性评估的静态指标主要有

    A. 上肢动脉压与下肢动脉压   B. 中心静脉压与肺动脉楔压

    C. 动脉压与中心静脉压   D. 外周静脉压与中心静脉压

    E. 右房舒张末压与左房舒张末压

18. 颅内压的正常范围是

    A. <5mmHg   B. <10mmHg   C. <15mmHg

    D. 15~20mmHg   E. 20~25mmHg

19. 颅内压监测最准确的途径是

    A. 脑室内测压   B. 脑实质内测压   C. 硬脑膜下测压

    D. 硬脑膜外测压   E. 眼窝测压

20. 脑室内测压最主要的缺点是

    A. 患者疼痛严重   B. 有颅内感染的危险

    C. 不能经导管进行脑脊液引流   D. 不易保证测压的准确性

    E. 穿刺难度较大,技术要求高

21. 脑电图 β 波主要见于

    A. 安静闭眼状态   B. 情绪紧张状态   C. 麻醉状态

    D. 浅睡眠状态   E. 深睡眠状态

22. 当 GCS 评分为 10 分时,提示意识状态为

    A. 正常   B. 轻度障碍   C. 中度障碍

    D. 重度障碍   E. 谵妄或躁动

23. 患者肢体能在床面上移动,但不能抬起,此时肌力为

    A. 1 级   B. 2 级   C. 3 级

    D. 4 级   E. 5 级

24. 下列选项中**不属于**肾小球功能监测的指标是

    A. 尿肌酐   B. 血肌酐   C. 酚红排泄试验

    D. 内生肌酐清除   E. 血尿素氮

25. 持续低比重尿常提示

    A. 肾脏浓缩功能降低   B. 肾小球滤过率降低   C. 血容量增多

    D. 组织水肿   E. 低蛋白血症

26. 下列指标变化可以判断急性肾损伤的是
    A. 24h 内血肌酐增加≥8.83μmol/L
    B. 48h 内血肌酐增加≥26.48μmol/L
    C. 过去 3d 内血肌酐增加至≥基础值的 1.2 倍
    D. 过去 7d 内血肌酐增加至≥基础值的 1.5 倍
    E. 尿量 <0.5ml/(kg·h),持续 2h

27. 慢性肾功能损害评估时分期标准的界定是按照
    A. 肾小管浓缩稀释功能下降程度   B. 估算的肾小球滤过率下降程度
    C. 血、尿肌酐的增加程度   D. 尿量与尿比重降低程度
    E. 血容量与尿量变化的一致性

28. 营养评估初筛时使用 NRS-2002,能够确定营养风险筛查阳性的是
    A. BMI<20.5kg/m^2 B. BMI<21.5kg/m^2 C. BMI<22.5kg/m^2
    D. BMI<23.5kg/m^2 E. BMI<24.5kg/m^2

29. 判断危重症患者是否存在营养风险,应用营养评估终评量表时的界定标准是
    A. ≥1 分   B. ≥2 分   C. ≥3 分
    D. ≥4 分   E. ≥5 分

30. 下列属于正常吸呼比的是
    A. 1∶1   B. 2∶1   C. 1∶2
    D. 1∶3   E. 3∶1

31. 关于 PetCO$_2$ 监测,正确的描述是
    A. PetCO$_2$ 正常值是 20~35mmHg   B. 休克时 PetCO$_2$ 可降低
    C. 气管内导管阻塞时,PetCO$_2$ 可降低   D. 呼吸心跳停止时 PetCO$_2$ 迅速增高
    E. 气管插管移位误入食管时,PetCO$_2$ 会突然增高

32. 关于呼吸系统功能监测,正确的描述是
    A. 正常人 PaO$_2$ 为 60~80mmHg   B. SaO$_2$ 与血红蛋白的数值有关
    C. PaCO$_2$ 正常值为 35~45mmHg   D. PaCO$_2$ 降低表示肺泡通气不足
    E. 一氧化碳中毒时可用 SpO$_2$ 监测低氧血症

33. 下列疾病中**不属于**紧促式呼吸多见疾病的是
    A. 胸膜炎   B. 胸腔肿瘤   C. 肋骨骨折
    D. 胸背部剧烈扭伤   E. 周围循环衰竭

34. 动脉血氧分压(PaO$_2$)正常值范围为
    A. 80~100mmHg   B. 90~100mmHg   C. 96~100mmHg
    D. 80~90mmHg   E. 94~100mmHg

35. 碱剩余(BE)正常值为
    A. −2~+2mmol/L   B. −3~+3mmol/L   C. −4~+4mmol/L
    D. −5~+5mmol/L   E. −6~+6mmol/L

36. 评估患者呼吸功能时,最恰当的评估内容是
    A. 呼吸、血压、体温是否正常   B. 胸廓、上腹部有无起伏
    C. 呼吸的频率、节律和深度   D. 皮肤颜色、软组织和胸骨完整程度
    E. 两侧胸廓起伏是否对称

37. 以 PaO$_2$<60mmHg 为海平面条件下吸入室内空气时诊断呼吸衰竭的标准是根据
    A. 此时医务人员临床经验提示有呼吸衰竭指征
    B. 此时外周感受器被缺氧刺激兴奋,引起呼吸改变

C. 此时会引起酸中毒,进而引发呼吸衰竭

D. 此时中枢神经系统开始出现不可逆性变化

E. 此时 SaO_2 显著下降,组织将严重缺氧

38. 有关呼吸衰竭的概念,**不正确**的是

A. 呼吸衰竭是由于外呼吸功能严重障碍导致 PaO_2 低于正常或伴有 $PaCO_2$ 增加的病理过程

B. 判断呼吸衰竭的血气标准一般为 $PaO_2<60mmHg$,伴有或不伴有 $PaCO_2>50mmHg$

C. 呼吸衰竭可分为低氧血症型(Ⅰ型)和低氧血症伴高碳酸血症型(Ⅱ型)

D. 呼吸衰竭患者(未经治疗时)可以只有 $PaCO_2$ 升高而没有 PaO_2 降低

E. 根据病程经过不同可分为急性和慢性呼吸衰竭

39. 简单方便的肝功能异常监测方法是

A. 精神症状与意识状态监测　　　B. 黄疸监测　　　　　　　C. 血清蛋白监测

D. 凝血功能监测　　　　　　　　E. 血氨监测

40. 肝细胞损伤的敏感标识是

A. 丙氨酸转氨酶(ALT)

B. 天冬氨酸转氨酶(AST)

C. 碱性磷酸酶(ALP)

D. 丙氨酸转氨酶(ALT)和天冬氨酸转氨酶(AST)

E. 血清总胆红素(STB)

41. 对于实施肠内营养的重症患者,监测胃残余量的频次是

A. 1h 监测 1 次　　　　　　　B. 2h 监测 1 次　　　　　　C. 3h 监测 1 次

D. 4h 监测 1 次　　　　　　　E. 5h 监测 1 次

42. 正常成人腹腔内压力的正常值是

A. 0~1mmHg　　　　　　　　B. 0~2mmHg　　　　　　　C. 0~3mmHg

D. 0~4mmHg　　　　　　　　E. 0~5mmHg

43. 较适用于危重症患者的疼痛评估量表是

A. 语言疼痛评分法　　　　　　B. 行为疼痛评估量表　　　　C. 数字疼痛评分法

D. 面部表情疼痛评分法　　　　E. 视觉模拟疼痛评分法

44. 患者试着拔除呼吸机管路、鼻胃管或静脉管路,该患者 RASS 评分为

A. 0　　　　　　B. +1　　　　　　C. +2　　　　　　D. +3　　　　　　E. +4

45. 对于使用肌松剂患者镇静程度的监测,宜使用

A. Ramsay 评分　　　　　　　B. 脑电双频指数　　　　　　C. Richmond 躁动镇静量表

D. Riker 镇静和躁动评分　　　E. 肌肉活动评分法

46. 谵妄的诊断主要依据是

A. 临床检查及病史　　　　　　B. 谵妄评估量表　　　　　　C. 患者的临床表现

D. 临床客观指标　　　　　　　E. 脑电波的变化

47. APACHEⅠ评价系统的组成部分包括

A. APS 和 CHS　　　　　　　B. APS、CHS 和 GCS　　　　C. APS、CHS 和年龄

D. CHS、GCS 和年龄　　　　　E. APS、GCS 和年龄

48. APACHEⅡ评价系统的组成部分包括

A. APS 和 CHS　　　　　　　B. APS、CHS 和 GCS　　　　C. APS、CHS 和年龄

D. CHS、GCS 和年龄　　　　　E. APS、GCS 和年龄

49. 患病前的慢性健康状况评分(CHS)指

A. 患者入 ICU 前 1~3 个月的健康状况　　　　　B. 患者入 ICU 前 3~6 个月的健康状况

C. 患者入 ICU 前 6~9 个月的健康状况   D. 患者入 ICU 前 9~12 个月的健康状况

E. 患者入 ICU 前 1~6 个月的健康状况

50. 急性生理学及既往健康评分（APACHEⅡ）中的项目**不包括**

     A. 格拉斯哥昏迷评分   B. 平均动脉压   C. 血浆 HCO_3^-

     D. 血肌酐   E. 丙氨酸转氨酶

（二）A₂ 型题

51. 患者，女，35 岁，因与丈夫吵架后服用有机磷农药而急诊入院。患者意识不清，瞳孔缩小如针尖，全身湿冷，为持续监测患者循环系统功能状况应优选

     A. 12 导联心电图与 NIBP 监测   B. 18 导联心电图与有创动脉压监测

     C. 心电示波监测与 NIBP 监测   D. 动态心电图与中心静脉压监测

     E. Swan-Ganz 导管监测

52. 患者，男，28 岁，因车祸导致骨盆骨折与右股骨干骨折、低血容量性休克而紧急送入医院准备手术。查体：T 35.4℃，P 132 次/min，R 28 次/min，BP 60/41mmHg，意识模糊。对于该患者术前更适合准确监测血容量的指标是

     A. 外周血压   B. 中心静脉压   C. 有创动脉压监测

     D. 心输出量   E. 肺动脉压

53. 患者，女，55 岁，因"烧伤"被收治入院。查体：BP 75/60mmHg，CVP 3cmH₂O，该患者存在

     A. 血容量绝对不足   B. 血容量相对不足   C. 心功能不全

     D. 容量血管过度收缩   E. 容量血管过度扩张

54. 患者，男，42 岁。患者因颅内动脉瘤破裂导致蛛网膜下腔出血，急诊行动脉瘤夹闭与血肿清除术，术后监测脑室内压力为 25cmH₂O。该患者的 ICP 分级为

     A. ICP 降低   B. ICP 轻度增高   C. ICP 中度增高

     D. ICP 重度增高   E. ICP 正常

55. 患者，女，55 岁。1 周前因溺水致心搏骤停，复苏后入 ICU，患者一直处于昏迷状态。下列脑电图中符合该患者情况的是

     A. α 波   B. β 波   C. θ 波

     D. δ 波   E. 等电位线

56. 患者，男，64 岁，颅脑外伤后急诊入院。患者疼痛刺激后方可睁眼，有躲避动作，不能发声，GCS 评分为

     A. 6 分   B. 7 分   C. 8 分

     D. 9 分   E. 10 分

57. 患者，男，60 岁。患者有结核病史 30 余年，近期加重入院，现呼吸表现为频率和深度逐渐增强与逐渐减弱交替，每一周期之间有一呼吸暂停，这种现象称为

     A. 间歇式呼吸   B. 潮式呼吸   C. 抽泣样呼吸

     D. 叹气样呼吸   E. 哮喘性呼吸

58. 患者，男，36 岁。聚会喝酒后患者出现上腹部疼痛，伴有恶心、呕吐、面色苍白，被诊断为急性胰腺炎，给予禁食、胃肠减压、灌肠等治疗。目前患者腹胀、腹肌紧张，BP 85/52mmHg，R 32 次/min，6h 内两次测量腹腔内压力均为 22mmHg。请判断患者腹腔内高压属于

     A. Ⅰ级   B. Ⅱ级   C. Ⅲ级

     D. Ⅳ级   E. Ⅴ级

59. 患者，男，53 岁。2 月前患者因脑出血行急诊手术，术后一直处于昏迷状态，持续经鼻胃管喂养，今晨回抽胃残余量为 260ml，此时应采取的措施为

     A. 继续肠内营养

B. 暂停肠内营养 2~8h,以后继续按原方案喂养

C. 暂停肠内营养 2~8h,以后更改喂养方案

D. 停止肠内营养,更换肠外营养

E. 延迟胃肠营养

60. 患者,3 岁,患有右膝关节骨肉瘤。护士应选择的疼痛评估工具是

A. 文字描述法　　　　　　B. 数字评分法　　　　　　C. 面部表情评定法

D. 视觉模拟评分法　　　　E. 感觉模拟法

61. 患者,男,53 岁。胃癌术后第 1 天,RASS 评分为-2 分,该患者的主要表现为

A. 没有完全清醒,唤醒后可维持清醒状态超过 10s

B. 没有完全清醒,唤醒后无法维持清醒状态超过 10s

C. 对声音有反应

D. 对身体刺激有反应

E. 对声音及身体刺激都没有反应

62. 患者,男,64 岁。肝癌术后患者转入 ICU 病房,夜间突然从床上坐起,试图挣扎下床,高喊医护人员想要害他,该患者可能发生

A. 肝性脑病　　　　　　　B. 被害妄想　　　　　　　C. 梦游

D. 抑郁症　　　　　　　　E. 谵妄

63. 患者,男,27 岁,因电击后意识丧失 7min 来院就诊。患者既往体健。入院时查体:T 36.3℃,HR 0 次/min,R 0 次/min,BP 0/0mmHg;昏迷,肢体活动及睁眼反应均无。实验室检查:血 K^+ 4.1mmol/L,血 Na^+ 141mmol/L,血肌酐 79.4μmol/L,红细胞比容 31.6%,白细胞计数 7.7×10^9/L;血气分析:pH 7.2,氧分压 39mmHg。该患者 APACHEⅡ评分为

A. APS 评分+CHS 评分+年龄评分=27+0+0=27 分

B. APS 评分+CHS 评分+年龄评分=28+0+0=28 分

C. APS 评分+CHS 评分+年龄评分=31+0+0=31 分

D. APS 评分+CHS 评分+年龄评分=31+1+1=33 分

E. APS 评分+CHS 评分+年龄评分=31+2+1=34 分

(三) A₃ 型题

(64~66 题共用题干)

患者,女,54 岁。患者因与家人生气后自觉胸闷,继而感觉剧烈胸痛,伴大汗,舌下含服硝酸甘油疼痛不能缓解而来院。

64. 对该患者首先应进行的心电图监测种类是

A. 动态心电图　　　　　　B. 标准肢体导联心电监测　　C. 胸前导联心电监测

D. 综合导联心电监测　　　E. 12 导联或 18 导联心电监测

65. 针对该患者的状况,还应重点进行的循环系统功能监测项目是

A. 心输出量　　　　　　　B. 中心静脉压　　　　　　C. 肺动脉压

D. 平均动脉压　　　　　　E. 有效循环血量

66. 如患者发生心源性休克,指导补液重要的监测指标是

A. 心输出量　　　　　　　B. 中心静脉压　　　　　　C. 肺动脉压

D. 平均动脉压　　　　　　E. 有效循环血量

(67~69 题共用题干)

患者,女,63 岁。患者因创伤后 ARDS 入重症监护室 3d,T 38.4℃,P 118 次/min,BP 104/68mmHg,给予人工呼吸机辅助通气。患者 24h 尿量 1 800ml,测尿比重 1.020,全血肌酐 181mol/L,内生肌酐清除率 70ml/min。

67. 根据患者尿比重,可以判断为

    A. 正常比重尿   B. 高比重尿   C. 超高比重尿

    D. 低比重尿   E. 超低比重尿

68. 根据患者全血肌酐,可判断患者

    A. 肾脏功能正常   B. 肾小球滤过率降低   C. 肾小球滤过率增加

    D. 肾小管重吸收率增加   E. 肾小管重吸收率降低

69. 根据患者内生肌酐清除率,可判断其

    A. 肾小球功能正常   B. 肾小球功能轻度减退   C. 肾小球功能中度减退

    D. 肾小球功能重度减退   E. 肾小管功能减退

(70~72 题共用题干)

患者,男,55 岁,肝硬化病史 10 年,因反复上消化道出血而行门奇断流术。术后患者烦躁,幻视,进而昏迷。

70. 该患者出现意识障碍最可能的原因是

    A. 脑供血不足   B. 肝性脑病   C. 麻醉意外

    D. 中枢神经系统感染   E. 脑卒中

71. 目前该患者最主要的监测内容应为

    A. 心脏功能   B. 脑功能   C. 呼吸功能

    D. 肝功能   E. 肾功能

72. 针对该患者血液检测的最主要项目应是

    A. 血钾   B. 血氨   C. 血尿素氮

    D. 血肌酐   E. 血 HCO_3^-

(四) A_4 型题

(73~76 题共用题干)

患者,女,65 岁,黑便 2d,肝硬化病史 10 余年。入院时查体:T 36.6℃,HR 98 次/min,R 24 次/min,BP 148/74mmHg,意识混乱,肢体活动及睁眼反应正常。实验室检查:K^+ 3.68mmol/L,Na^+ 142.4mmol/L,血肌酐 52.5μmol/L,红细胞比容 24.5%,白细胞计数 8.6×10^9/L;血气分析:pH 7.4,氧分压 90mmHg。

73. 根据 APACHEⅡ 评分系统,该患者 APS 得分为

    A. 3 分   B. 4 分   C. 5 分

    D. 6 分   E. 7 分

74. 根据 APACHEⅡ 评分系统,该患者年龄得分为

    A. 3 分   B. 4 分   C. 5 分

    D. 6 分   E. 7 分

75. 根据 APACHEⅡ 评分系统,该患者 CHS 得分为

    A. 3 分   B. 4 分   C. 5 分

    D. 6 分   E. 7 分

76. 该患者 APACHEⅡ 评分为

    A. 9 分   B. 12 分   C. 15 分

    D. 18 分   E. 21 分

三、简答题

1. 简述心电图监测的临床意义。

2. 简述中心静脉压监测的临床意义。

3. 简述桡动脉穿刺置管前进行 Allen 试验的目的。

4. 简述锁骨下静脉穿刺与颈内静脉穿刺时首选右侧血管的主要原因。

5. 简述恶性心律失常的常见类型。

6. 简述重症患者脑电图监测的临床意义。

7. 简述尿量监测的临床意义。

8. 简述危重症患者的代谢变化。

9. 简述常见的异常呼吸类型。

10. 简述肝功能监测的主要指标。

11. 简述腹腔内高压的分级。

12. 简述肝性脑病各期的主要临床表现。

13. 简述急性胃肠损伤严重程度分级的主要内容。

14. 简述常用的疼痛评估工具。

15. 简述 Ramsay 镇静评分的内容。

16. 简述 APACHEⅡ评分方法的主要构成及临床意义。

四、病例分析题

1. 患者,男,46 岁。4h 前患者从 15m 高处坠落,导致脑挫裂伤、肝脏破裂、脾破裂、失血性休克而急诊入院,给予抗休克治疗,行脾切除、肝修补术,术后入 ICU。患者意识不清,四肢厥冷。查体:T 35.8℃,P 132 次/min,R 33 次/min,BP 75/58mmHg,CVP 3.3cmH$_2$O,ICP 17cmH$_2$O。患者既往身体健康。请结合病例资料分析:

(1) 该患者目前存在及可能出现的主要问题是什么?

(2) 对于该患者应监测哪些项目?

(3) 为该患者补液的主要依据是什么?

2. 患者,男,69 岁。患者咳嗽、咳痰 9 年余,伴有活动后气促 2 年,多次住院治疗。2d 前患者因受凉后出现胸闷、气促,即住院治疗。患者意识清醒,胸闷,呼吸促,多汗,咳嗽,咳黄白色黏稠痰。查体:T 38.6℃,P 104 次/min,R 30 次/min,BP 160/90mmHg,SPO$_2$89%~92%;口唇发绀,双侧呼吸运动减弱,双侧语颤减弱,双肺闻及湿啰音。动脉血气分析:pH 7.33,PaO$_2$ 55mmHg,PaCO$_2$ 68mmHg,HCO$_3^-$ 28.7mmol/l,BE 6.8mmol/L。血常规:WBC 13.6×10^9/L。生化检查:GLU 6.7mmol/L。

(1) 患者是否出现呼吸衰竭?

(2) 如何从病史和诱因方面评估呼吸衰竭?

【参考答案】

一、名词解释

1. 血流动力学监测指根据物理学定律,结合病理和生理学概念,对循环系统中血液运动的规律进行定量、动态、连续的测量和分析,得到的数据不仅为危重患者提供诊断资料,而且能及时反映患者的治疗效果,从而使患者得到及时、正确而合理的救治,分为无创监测与有创监测两类。

2. 心输出量(CO)指一侧心室每分钟射出的血液总量,是反映心脏泵血功能的重要指标。

3. 中心静脉压(CVP)监测是监测上、下腔静脉内的压力,严格地说指腔静脉与右心房交界处的压力,反映右心收缩前负荷,主要适于各种严重创伤、休克、急性循环衰竭等危重患者的监测,正常值 5~12cmH$_2$O(0.49~1.18kPa)。

4. 颅内压指颅腔内容物对颅腔壁上所产生的压力,通常以侧卧位时腰段脊髓蛛网膜下腔穿刺所测得的脑脊液压力为代表。成人正常值为 0.7~2.0kPa(5~15mmHg),儿童为 0.5~1.0kPa(3.5~7.5mmHg)。

5. 脑电图(EEG)是显示脑细胞群自发而有节律的生物电活动,是皮质锥体细胞群及其树突突触后电位的总和。

6. 肾小球滤过率(GFR)指单位时间内(通常指每分钟)两侧肾脏生成的滤液量,是用来衡量肾功能的重要指标之一。

7. 动脉血氧饱和度(SaO_2)是动脉血气分析中反映血红蛋白携氧能力的数值。

8. 黄疸是由血液中胆汁色素、胆红素的异常升高引起的皮肤、黏膜和巩膜发黄的改变,是肝功能障碍的主要表现之一,当肝细胞有进行性或广泛性坏死时可出现。

9. 肝性脑病是由肝功能失代偿时引发,以代谢紊乱为基础的中枢神经系统功能失调的综合征。

10. 喂养不耐受综合征指任何临床原因(呕吐、胃潴留、腹泻、胃肠道出血、肠瘘等)引起的肠内营养无法实施。

11. 腹腔内高压指 6h 内至少两次测量患者腹腔内压力≥12mmHg,主要表现是腹胀、腹肌紧张、低血压、气道压力升高、高碳酸血症和少尿等。

12. 疼痛是因躯体损伤或炎症刺激,或因情感痛苦而产生的一种不适的躯体感觉及精神体验。

13. 谵妄是多种原因引起的一过性的意识混乱状态,伴有认知功能障碍。

14. 急性生理和慢性健康状况评估(APACHE)是一种以计分方式评定各类危重症患者,尤其是评估 ICU 患者病情严重程度及预后的较科学、客观、可信的体系。

二、选择题

1. C	2. B	3. E	4. C	5. D	6. C	7. B	8. D	9. C	10. E
11. A	12. B	13. B	14. A	15. A	16. C	17. B	18. C	19. A	20. B
21. B	22. C	23. B	24. C	25. C	26. B	27. B	28. A	29. C	30. C
31. B	32. C	33. C	34. A	35. B	36. C	37. E	38. C	39. A	40. C
41. D	42. C	43. B	44. D	45. B	46. A	47. C	48. C	49. B	50. E
51. C	52. C	53. A	54. C	55. C	56. B	57. C	58. C	59. B	60. C
61. B	62. E	63. C	64. E	65. A	66. B	67. C	68. B	69. B	70. C
71. D	72. B	73. C	74. C	75. C	76. C				

三、简答题

1. 心电图监测的临床意义　①持续观察心电活动;②持续监测心率、心律变化,监测有无心律失常;③观察心电波形变化,诊断心肌损害、心肌缺血及电解质紊乱;④监测药物对心脏的影响,并作为指导用药的依据;⑤判断起搏器的功能。

2. 中心静脉压监测的临床意义　中心静脉压监测对了解循环血量和右心功能具有十分重要的意义,正常值 5~12cmH$_2$O(0.49~1.18kPa),小于 2~5cmH$_2$O 表示右心房充盈不良或血容量不足,大于 15~20cmH$_2$O 表示右心功能不良或血容量超负荷。

3. 桡动脉穿刺置管前进行 Allen 试验的目的　评估尺动脉的侧支循环是否良好,判断桡动脉阻断后能够保证有效的供血。

4. 锁骨下静脉穿刺与颈内静脉穿刺时首选右侧血管的主要原因　①右侧颈内静脉管径一般较左侧粗,且到达上腔静脉的路径直接,体表解剖标志明显,穿刺成功率高;②穿刺时若误穿胸膜可导致气胸,而左侧胸膜顶较右侧高,左侧穿刺时更易导致气胸并发症;③左侧置管易伤及胸导管,右侧可避免损伤胸导管。

5. 恶性心律失常的常见类型　①心室扑动;②心室纤颤;③多型性室性心动过速;④尖端扭转型室性心动过速;⑤三度房室传导阻滞;⑥预激综合征合并心房颤动;⑦室性早搏 R on T 现象。

6. 重症患者脑电图(EEG)监测的临床意义　①脑缺血缺氧监测:EEG 对脑缺血缺氧十分敏感。缺血缺氧早期,出现短阵的 EEG 快波;脑血流继续减少时,EEG 波幅开始逐渐降低,频率逐渐减慢,最后呈等电位线。②昏迷患者监测:EEG 是昏迷患者脑功能监测的重要指标,可协助判断病情及预后。

7. 尿量监测的临床意义　尿量是反映机体重要脏器血液灌注状态的敏感指标之一。尿量异常是肾功能改变最直接和最常见的指标。24h 尿量 <400ml 为少尿,<100ml 为无尿,>4 000~5 000ml 为多尿。危重患者病情变化快,观察每小时尿量的变化更具意义。正常成年人尿量 >0.5ml/(kg·h),当尿量 <17ml/h 时即为少尿。

8. 危重症患者的代谢变化　①能量消耗增加;②糖代谢紊乱;③蛋白质分解代谢加速;④脂肪代谢

紊乱。

9. 常见的异常呼吸类型　①深浅不规则呼吸：常以深浅不规则的方式进行呼吸，多见于周围循环衰竭、脑膜炎或各种因素引起的意识丧失。②叹息式呼吸：呼吸呈叹息状，多见于神经质、过度疲劳患者，有时亦可见于周围循环衰竭患者。③蝉鸣样呼吸：因会厌部发生部分阻塞，空气吸入困难使患者在吸气时发生高音啼鸣声，吸气时患者的肋间及上腹部软组织内陷。④点头样呼吸：因胸锁乳突肌收缩所致，在吸气时下颌向上移动，而呼气时下颌重返原位，类似点头样，故此得名，多见于垂危患者。⑤潮式呼吸：是一种交替出现的阵发性的急促深呼吸及此后出现的一段呼吸暂停。⑥鼾音呼吸：患者在呼吸期间可闻及大水泡音，主要是上呼吸道有大量分泌物潴留，空气进出气管时形成，多见于昏迷或咳嗽反射无力者。⑦哮喘性呼吸：发生在哮喘、肺气肿及其他喉部以下有阻塞者，其呼气时间较吸气时间明显延长，并有哮鸣。心源性哮喘是哮喘性呼吸困难的一种，以左心室病变引起者为多，表现为阵发性端坐呼吸，呼吸困难常在夜间及劳累后出现，可持续数分钟到数小时。⑧紧促式呼吸：呼吸运动浅促而带有弹性，多见于胸膜炎、胸腔肿瘤、肋骨骨折、胸背部剧烈扭伤、颈胸椎疾病引起疼痛者。

10. 肝功能监测的主要指标　黄疸、腹水、肝性脑病、血清酶学监测、血清胆红素监测、血氨监测、凝血功能监测、血清蛋白监测。

11. 腹腔内高压的分级　根据腹腔内压力可分为四级。Ⅰ级 12~15mmHg；Ⅱ级 16~20mmHg；Ⅲ级 21~25mmHg；Ⅳ级 >25mmHg。

12. 肝性脑病各期的主要临床表现　①Ⅰ期：精神活动迟钝、性格行为改变、意识恍惚；②Ⅱ期：定向力障碍、行为失常（精神错乱、欣快）或嗜睡，可能有扑翼样震颤；③Ⅲ期：明显意识不清、语无伦次、嗜睡但是外界声音能唤醒；④Ⅳ期：昏迷，对疼痛刺激无反应，去皮质状态或大脑僵直。

13. 急性胃肠损伤严重程度分级的主要内容　①Ⅰ级：腹部手术早期恶心呕吐，休克早期肠鸣音消失，肠动力减弱；②Ⅱ级：胃轻瘫伴大量胃潴留或反流，下消化道麻痹，腹泻，腹腔内高压Ⅰ级（IAP=12~15mmHg），胃内容物或粪便中可见出血，存在喂养不耐受综合征；③Ⅲ级：大量胃内容物潴留，持续胃肠道麻痹，出现或加重的肠道扩张，腹腔内高压进展至Ⅱ级（IAP 15~20mmHg），腹腔灌注压下降（APP<60mmHg）；④Ⅳ级：肠道缺血坏死，导致失血性休克的胃肠道出血，Ogilvies 综合征，需要积极减压的腹腔间隔室综合征（ACS）。

14. 常用的疼痛评估工具　视觉模拟法、数字评分法、面部疼痛表情量表、重症监护疼痛观察工具和疼痛行为量表。

15. Ramsay 镇静评分的内容　①患者焦虑、躁动不安；②患者配合，有定向力、安静；③患者对指令有反应；④嗜睡，对轻叩眉间或大声听觉刺激反应敏捷；⑤嗜睡，对轻叩眉间或大声听觉刺激反应迟钝；⑥嗜睡，无任何反应。

16. APACHEⅡ评分方法的主要构成及临床意义　APACHEⅡ评分由 APS、CHS 和年龄三部分组成。其中，APS 由 12 项指标组成，记录患者入 ICU 前 24h 内最差值，缩短检测时间，减少评分结果受治疗的影响。CHS 评分需满足入院前慢性器官功能不全或免疫功能抑制状态的诊断，符合慢性器官功能不全或免疫功能抑制的患者才有 CHS 评分；若不符合慢性器官功能不全或免疫功能抑制的诊断，无论入院情况如何，均没有 CHS 评分。APACHEⅡ评分 =APS 评分 +CHS 评分 + 年龄评分，APACHEⅡ评分的理论最高值为 71 分；15 分以上者为重症，15 分以下者为非重症；分值越高病情越重，预后越差，病死率越高。APACHEⅡ目前在临床中得到广泛应用，能有效、准确地预测患者的实时病情、治疗效果和预后，具有重要的临床意义。

四、病例分析题

1.（1）该患者目前存在及可能出现的主要问题：①由于高处坠落导致脏器损伤，患者脾破裂后行脾切除术，肝脏破裂后行肝修补术，术后可有出血等并发症。脑挫裂伤可导致意识障碍，并发颅内血肿、颅内压增高、继发性脑水肿等。②患者仍处于休克状态，表现为末梢循环不良，呼吸浅快，血压低，脉压小。③患者经历严重的创伤、休克，可发生急性呼吸窘迫综合征（ARDS）、全身炎症反应综合征（SIRS）、多器官功能障碍综合征（MODS）。

（2）对于该患者应监测的项目：①循环系统功能监测，给予持续心电图监测，有创动脉压监测与 CVP 监测,如果条件允许可给予 PICCO 监测。②神经系统功能监测,监测患者意识状态、神经反射、颅内压等。③其他系统功能监测,警惕 ARDS、SIRS 及 MODS。

(3) 为该患者补液,主要依据 CVP 监测来评估循环血量;根据患者的血容量情况,同时还要结合心功能与肾功能情况进行合理的补液。

2. (1) 患者存在呼吸衰竭。

(2) 参与肺通气和肺换气任何一个环节的严重病变,都可导致呼吸衰竭。①评估患者是否存在气道阻塞性疾病:慢性阻塞性肺疾病、重症哮喘、异物痉挛性瘢痕、痉挛肿物、气管-支气管炎症等都可引起气道阻塞和通气不足,或伴有通气血流比例失调,导致缺氧和二氧化碳升高。②评估患者是否存在肺组织病变:肺炎、肺结核、肺水肿、弥漫性肺纤维化等均可导致肺泡减少,有效弥散面积减少、肺顺应性降低、通气血流比例失调,导致缺氧或者合并二氧化碳潴留。③评估患者是否存在肺血管病变:肺栓塞、肺血管炎等导致通气血流比例失调,部分血未经过氧合直接流到肺静脉,导致低氧血症。④评估患者是否存在胸廓和胸膜病变:胸外伤造成连枷胸、严重气胸等均可影响胸廓运动和肺膨胀,造成通气减少和气体分布不均,导致肺通气和肺换气功能障碍,引起呼吸衰竭。严重的脊柱畸形、大量胸腔积液或伴有胸膜粘连肥厚、强直性脊柱炎等随着病情发展也可引起呼吸衰竭。

(李文涛　成守珍　周　敏　王毅欣)

第十二章　危重症患者功能支持

【重点和难点解析】

学习重点:

1. 机械通气、体外膜肺氧合(ECMO)、连续性血液净化治疗技术的概念。

2. 有创及无创机械通气、气管切开术、体外膜肺氧合适应证的评估与诊断。

3. 危重症患者营养支持的原则、呼吸机相关性肺炎的预防措施,ECMO 的护理配合要点,连续性血液净化治疗技术的监测和护理要点、危重症患者肠内营养支持与肠外营养支持的评估与护理。

4. 危重患者镇痛镇静的实施。

5. 谵妄的预防和处理。

学习难点:

1. 呼吸机使用过程中的并发症。

2. 气管切开术的护理配合。

3. 连续性血液净化治疗技术的基本原理。

4. 连续性血液净化治疗技术模式的选择。

5. 危重症患者镇痛、镇静的实施流程。

6. 危重症患者镇痛、镇静的观察与护理。

7. 肠内营养与肠外营养支持供给时机。

8. 危重症患者营养支持过程中并发症的预防。

【课后复习题】

一、名词解释

1. 机械通气

2. 体外膜肺氧合

3. 连续性血液净化

4. 镇痛镇静治疗

二、选择题

(一) A₁ 型题

1. 无创机械通气优点在于

 A. 气道密封好   B. 减少呼吸机相关性肺炎   C. 有利于气道分泌物清除

 D. 特别适用于昏迷患者   E. 适用于重伤患者

2. 呼吸机使用过程中,更换呼吸机回路的频率一般为

 A. 每天更换   B. 隔天更换   C. 每 3d 更换

 D. 每 7d 更换   E. 每月更换

3. 无创正压通气在临床使用过程中最常见的问题**不包括**

 A. 面罩漏气   B. 呼吸机相关性肺炎

 C. 呼吸机工作和自主呼吸不一致   D. 容易引起吸入性肺炎等并发症

 E. 颜面部压力性损伤

4. ECMO 的适应证**不包括**

 A. 循环功能衰竭   B. 呼吸功能衰竭   C. ARDS

 D. 应用血管活性药物无法维持的休克   E. 终末期肿瘤

5. 体外膜肺氧合技术最常见的并发症

 A. 出血   B. 血栓   C. 肾功能不全

 D. 溶血   E. 感染

6. 对于接受 ECMO 的患者,宜将激活全血凝固时间维持在

 A. 50~120s   B. 100~150s   C. 120~200s

 D. 180~260s   E. 200~250s

7. 以下**不适宜**进行机械通气的是

 A. COPD 急性发作,呼吸衰竭   B. 重症肺炎   C. 张力性气胸未处理

 D. 开放性肺结核   E. 严重高碳酸血症

8. 机械通气患者适宜的体位是

 A. 平卧位   B. 侧卧位   C. 中凹位

 D. 半卧位   E. 俯卧位

9. 无自主呼吸患者适宜的呼吸支持模式是

 A. ACV   B. SIMV   C. PSV

 D. PEEP   E. CPAP

10. 潮气量的设置一般为

 A. 5~12ml/kg   B. 12~16ml/kg   C. 16~20ml/kg

 D. 500~600ml/kg   E. ≥600ml/kg

11. 呼吸机高压报警可见于

 A. 停电   B. 管道脱落   C. 痰液堵塞

 D. 潮气量降低   E. 缺氧

12. 机械通气患者人工气道相关的并发症**不包括**

 A. 胃肠胀气   B. 脱管   C. 气管食管瘘

 D. 气道损伤   E. 气道堵塞

13. 机械通气患者出现皮肤潮红、多汗和浅表静脉充盈,可能提示

 A. 缺氧   B. 二氧化碳潴留   C. 低血压

 D. 低氧血症   E. 心率增快

14. 机械通气患者潮气量设置主要根据

  A. 年龄   B. 身高   C. 胖瘦   D. 性别   E. 体重

15. 呼吸机相关性肺炎危险因素**不包括**

  A. 高热   B. 高龄   C. 昏迷

  D. 误吸   E. 过度镇静

16. 呼吸机撤机时间最好选择在

  A. 晚上患者安静休息时   B. 晚上患者睡眠后

  C. 白天患者安静睡眠时   D. 患者充分休息后的白天上午

  E. 任何患者安静休息的时刻均可

17. 关于有创机械通气患者的护理,正确的是

  A. 室温控制在(20±1.5)℃左右,湿度控制在25%~45%

  B. 患者尽可能取平卧位

  C. 定时做好口腔护理和声门下吸引,预防VAP发生

  D. 定时吸痰,保持气道通畅

  E. 高压报警患者给予适当镇静,降低气道压力

18. 关于气管插管导管移位的护理,正确的是

  A. 及时吸痰,保持气道通畅

  B. 深度镇静,避免患者烦躁

  C. 对所有患者进行约束,避免自行拔管

  D. 严密观察导管在门齿处的刻度,评估有无导管移位

  E. 使用Braden评估表评估患者意外拔管风险

19. 下列属于PEEP过高对呼吸循环功能造成的影响的是

  A. 胸腔内压力增加导致静脉回流减少   B. 胸腔内压力增加导致心输出量减少

  C. 顺应性好的肺单位过度膨胀   D. 血流重新分配到顺应性不好的肺

  E. 胸腔内压力增加导致心输出量增多

20. 临床应用机械通气的并发症**不包括**

  A. 感染   B. 气管水肿   C. 呼吸机相关性肺炎

  D. 机械通气相关性肺损伤   E. 便秘

21. VAP指气管插管或气管切开患者在接受机械通气48h后发生的肺炎,下列时间范围出现的肺炎仍属VAP的是

  A. 撤机、拔管12h内   B. 撤机、拔管24h内   C. 撤机、拔管36h内

  D. 撤机、拔管48h内   E. 撤机、拔管72h内

22. 人机对抗的原因**不包括**

  A. 患者通气不足   B. 呼吸道分泌物阻塞   C. 气管导管受压

  D. 呼吸机管道连接紧密   E. 气管插管的刺激

23. 调节呼吸机的氧浓度一般

  A. 小于60%   B. 小于50%   C. 小于45%

  D. 小于40%   E. 小于35%

24. 下列**不属于**持续性血液净化治疗优势的是

  A. 纠正酸碱失衡效果好   B. 小分子物质清除率高   C. 炎性介质清除率高

  D. 凝血风险小   E. 血流动力学稳定

25. 关于连续性血液净化治疗过程中的护理措施,**错误**的是

  A. 应每小时统计出入总量,根据病情及血流动力学监测指标及时调节各流速

B. 在开始 2h 内必须检测一次血生化、血气分析等指标,如无明显异常,可适当延长检测时间

C. 体外循环中抗凝剂的应用可增加出血危险,应严密监测凝血指标,及时调整抗凝剂的用量或改用其他抗凝方法

D. 治疗结束后应采用管腔容量的 150%~200% 的封管液对动静脉管封管

E. 为减少体外循环热量丢失,可将置换液放入恒温箱加温后输入

26. 关于镇痛镇静治疗的目的和意义说法**不正确**的是

    A. 消除或减轻患者的疼痛及躯体不适感

    B. 减少不良刺激及交感神经系统的过度兴奋

    C. 帮助和改善患者睡眠,减少或消除患者对其在 ICU 治疗期间病痛的记忆

    D. 减轻或消除患者焦虑、躁动甚至谵妄

    E. 增加器官应激负荷,便于维持机体内环境稳定

27. 阿司匹林镇痛的机制是

    A. 抑制受伤局部前列腺素的产生   B. 与阿片受体相结合

    C. 麻醉感觉神经   D. 抑制免疫反应

    E. 改变患者意识状态

28. 非甾体抗炎药用以镇痛后,护士应注意观察患者是否出现

    A. 嗜睡   B. 呼吸加快   C. 血压升高

    D. 胃肠道出血   E. 心率加速

29. 使用局麻类镇痛药后,护士应注意观察患者是否出现

    A. 胃肠道出血   B. 躁动   C. 意识改变

    D. 低血压   E. 皮肤花斑

30. 对于镇静原则的描述,**错误**的是

    A. 首先使用非药物方法   B. 先镇静再镇痛

    C. 根据病情选择镇静策略   D. 药物和非药物方法联合使用

    E. 持续监测镇静程度

31. 使用负荷剂量的地西泮对患者实施镇静后,护士应特别注意观察患者的

    A. 血压   B. 胃肠道功能   C. 体温

    D. 血脂   E. 呼吸频率

32. 使用丙泊酚对患者实施镇静后,护士应注意观察患者的

    A. 免疫功能   B. 胃肠道功能   C. 呼吸状态

    D. 体温   E. 尿量

33. 使用右美托咪定实施镇痛治疗,描述**错误**的是

    A. 具有抗焦虑作用

    B. 作用机制在于迅速竞争性结合并激动 α_2 受体

    C. 肝肾功能障碍的患者应减少使用量

    D. 应静脉快速推注

    E. 用药后应密切监测患者血压

34. 镇静的适应证**不包括**

    A. 疼痛   B. 焦虑   C. 高血压

    D. 睡眠障碍   E. 谵妄

35. 危重患者应激早期应限制能量供给量,能量可控制在

    A. 10~15kcal/(kg·d)   B. 15~20kcal/(kg·d)   C. 20~25kcal/(kg·d)

    D. 25~30kcal/(kg·d)   E. 30~35kcal/(kg·d)

36. 应激早期应限制蛋白质的供给量,蛋白质控制在
   A. 0.5~0.8g/(kg·d)　　　　　B. 0.8~1.2g/(kg·d)　　　　　C. 1.2~1.5g/(kg·d)
   D. 1.5~1.8g/(kg·d)　　　　　E. 1.8~2.0g/(kg·d)

37. 对于病程较长、合并感染和创伤的患者,待应激与代谢状态稳定后能量供应适当增加,目标喂养可达
   A. 10~15kcal/(kg·d)　　　　B. 15~20kcal/(kg·d)　　　　C. 20~25kcal/(kg·d)
   D. 25~30kcal/(kg·d)　　　　E. 30~35kcal/(kg·d)

38. 危重症患者首先考虑的营养途径是
   A. 外周静脉输入　　　　　　B. 中心静脉输入　　　　　　C. 鼻饲
   D. 肠造口输入　　　　　　　E. 肠内营养与肠外营养混合途径

39. 下列可以进行肠内营养支持的是
   A. 肠梗阻患者　　　　　　　　　　　　B. 血流动力学不稳定患者充分液体复苏后
   C. 严重腹胀、腹泻患者　　　　　　　　D. 使用大剂量血管活性药物的患者
   E. 有肠鸣音及肛门排气排便的患者

40. 采用一次性推注方式进行肠内营养支持时,每次注入量**不超过**
   A. 50ml　　　　　　　　　　B. 100ml　　　　　　　　　　C. 150ml
   D. 200ml　　　　　　　　　　E. 250ml

41. 下列可以进行肠外营养支持的是
   A. 早期复苏阶段血流动力学不稳定的患者　　　B. 严重水、电解质与酸碱失衡的患者
   C. 严重腹胀、腹泻患者　　　　　　　　　　　D. 严重肝功能障碍的患者
   E. 严重高血糖尚未控制的患者

42. 关于肠外营养时机的描述,正确的是
   A. NRS-2002≤5 分的患者入住 ICU 的前 7d 无须使用
   B. NRS-2002≥5 分且不能使用肠内营养的患者应在入住 ICU 后尽快使用
   C. 单独使用肠内营养 7~10d 仍不能达到能量或蛋白需求的 80% 以上的患者
   D. 单独使用肠内营养 7~10d 仍不能达到能量或蛋白需求的患者
   E. 营养风险高的患者

43. 危重症患者推荐的热氮比为
   A. (100~150)kcal:1g N　　　B. (150~200)kcal:1g N　　　C. (200~250)kcal:1g N
   D. (250~300)kcal:1g N　　　E. >300kcal:1g N

44. 肠外营养的营养液输注时间**不应**超过
   A. 4h　　　　B. 6h　　　　C. 8h　　　　D. 12h　　　　E. 24h

45. 危重症患者肠外营养支持时,应将患者血糖控制在
   A. 5.8~6.8mmol/L　　　　　B. 5.8~8.0mmol/L　　　　　C. 6.8~8.0mmol/L
   D. 7.8~9.0mmol/L　　　　　E. 7.8~10.0mmol/L

46. 肠外营养最常见、最严重的并发症是
   A. 电解质紊乱　　　　　　　B. 低血糖　　　　　　　　　C. 高血糖
   D. 导管相关血流感染　　　　E. 空气栓塞

(二) A₂ 型题

47. 患者,男,50 岁,以重症肺炎收入 ICU。患者进入时意识清醒,口唇发绀,呼吸困难,R 38 次/min。动脉血气分析:PaO₂ 48mmHg,PaCO₂ 39mmHg。拟行无创通气治疗。呼吸机支持过程中,可能出现的并发症是
   A. 导管移位　　　　　　　　B. 吸入性肺炎　　　　　　　C. 呼吸机相关性肺炎
   D. 气管黏膜出血　　　　　　E. 气胸

48. 患者,女,77岁。患者阑尾炎术后带气管插管导管入 ICU,全身麻醉未醒。护士进行吸痰时应
    A. 每 2h 吸痰一次
    B. 在患者出现频繁呛咳时及时吸痰
    C. 吸痰负压为 150~200kPa
    D. 开放式吸痰患者肺容量损失小
    E. 每次吸痰时间尽量大于 15s,以便吸净痰液

49. 患者,男,43岁,体重 72kg,以车祸伤收治入院。患者入 ICU 后给予有创机械通气和相应治疗,以下正确的是
    A. 根据患者体重设置呼吸机潮气量
    B. 每 1~2h 为患者进行一次口腔护理
    C. 为防止病情恶化,严格禁止翻身
    D. 呼吸机的呼吸回路应每日更换,预防院内感染
    E. 患者有颅脑损伤,吸痰时间间隔应尽量缩短,充分清除分泌物

50. 患者,男,70岁。患者因腹痛、少尿半月余入院,诊断为"急性肾衰竭",行血液净化治疗,其目的**不包括**
    A. 保持出入液量平衡   B. 清除肌酐   C. 吸附毒素
    D. 纠正酸碱失衡   E. 维持电解质平衡

51. 患者,女,36岁。患者双胎孕 35^{+5} 周,双下肢水肿 1月,近 1周水肿加重,行剖宫产术后,出现肝肾功能不全、电解质紊乱、凝血功能障碍,转入 ICU。在行连续性血液净化(CBP)治疗过程中,压力监测内容**不包括**
    A. 输入压力   B. 滤器前压   C. 容量平衡监测   D. 回输压力   E. 跨膜压

52. 患儿,6岁。患儿有肝硬化,食道下段和胃底静脉出血,接受双囊三腔管压迫止血。目前镇痛剂**不适合**的给药方式是
    A. 静脉输注   B. 皮下注射   C. 肌内注射   D. 硬膜外注射   E. 口服

53. 患者,61岁。肺癌术后,住院期间患者出现烦躁不安,不配合治疗等谵妄症状。目前对患者采取的措施**不正确**的是
    A. 早期下床活动   B. 镇痛治疗   C. 家人参与患者管理
    D. 强制约束患者   E. 镇静治疗

54. 患者,男,42岁。患者因"大面积烧伤"而急诊入院,入院后相继出现低血容量性休克、感染性休克。经积极抗休克、抗感染救治,现血流动力学稳定,能量补充需要增加,否则将难以纠正患者的
    A. 低蛋白血症   B. 低钾血症   C. 低血糖
    D. 低血脂   E. 低血钙

55. 患者,男,61岁。患者因车祸致颅脑损伤,给予肠内营养时首先应警惕
    A. 葡萄糖摄入过多   B. 蛋白质吸收不良   C. 酸碱失衡
    D. 误吸   E. 电解质紊乱

56. 患者,女,48岁。患者因胆道感染、休克入院,血流动力学稳定后给予肠外营养支持。对于该患者营养支持最常见、最严重的并发症是
    A. 高血糖   B. 导管相关血流感染   C. 酸碱失衡
    D. 肠麻痹   E. 电解质紊乱

(三) A_3 型题

(57~58 题共用题干)

患者,男,37岁。患者因"呼吸困难,胸闷,咳白色脓痰 1周"收入 ICU,经血常规、血生化、凝血常规(PT 16.5s,APTT 54.2s,INR 1.36)及影像学检查,诊断为肺部感染,脓毒血症,给予 CBP 治疗。

57. 患者在 CBP 治疗过程中出现低体温,处理措施**不正确**的是

    A. 将室内温度保持在 22~24℃   B. 使用自动加温装置

    C. 将置换液放入恒温箱加温后输入   D. 为患者加盖棉被

    E. 使用热水袋保暖

58. 该患者在 CBP 治疗过程中应特别注意的并发症是

    A. 血管通路不畅   B. 空气栓塞   C. 管道连接不良

    D. 出血   E. 水、电解质紊乱

(59~61 题共用题干)

患者,男,49 岁。患者因车祸致肋骨骨折和左腿外伤,行急诊手术,在麻醉复苏室清醒后返回病房。术后第 2 天患者体温 38.1℃,自述手术部位疼痛难忍,入睡困难,不敢用力咳嗽。

59. 目前患者最主要的问题是

    A. 疼痛   B. 活动不便   C. 睡眠障碍

    D. 体温高   E. 咳痰无力

60. 患者最需要的护理措施是

    A. 心理护理   B. 生活护理   C. 物理降温

    D. 疼痛管理   E. 痰液引流

61. 如果给患者使用阿片类镇痛药,护士应重点注意观察患者是否出现

    A. 嗜睡   B. 呼吸抑制   C. 血压降低

    D. 胃肠道出血   E. 心率减慢

(62~64 题共用题干)

患者,女,58 岁。患者胃癌手术后出现吻合口瘘,给予完全肠外营养支持 3 周,突发寒战、高热。检查:腹腔引流通畅,双肺呼吸音清;白细胞计数明显增高,中性粒细胞占比增加。

62. 该患者发热的原因首先应考虑

    A. 与营养素产热相关   B. 高分解代谢状态   C. 高渗性脱水

    D. 导管相关血流感染   E. 高渗性非酮症昏迷

63. 容易产生上述情况的原因最可能是

    A. 营养不良   B. 长期应用抗生素造成菌群失调

    C. 自身存在的感染灶   D. 免疫力低下

    E. 导管留置时间较长

64. 对于该患者,首先的处理措施是

    A. 立即拔除导管   B. 血液细菌培养   C. 插管处换药

    D. 给予广谱抗生素   E. 给予胰岛素

(四) A₄ 型题

(65~67 题共用题干)

患者,女,35 岁。患者因腹痛 5d,加重 3d 就诊。5d 前患者进食油腻饮食后出现持续性上腹痛,伴频繁呕吐;近 3d 加重,腹胀明显,肛门停止排气排便;尿量少,色黄。实验室检查示:胰淀粉酶 689U/L,脂肪酶 >3 000U/L。诊断为重症胰腺炎,应用 CBP 治疗。

65. CBP 治疗急性重症胰腺炎(ASP),**错误**的是

    A. CBP 可以明显降低 ASP 并发症的发生率和病死率

    B. 减轻全身炎症反应,重建机体免疫系统内环境稳态

    C. 清除代谢产物,纠正水、电解质、酸碱失衡

    D. 降低患者体温,控制高分解代谢,阻断 ASP 引起的心血管应激反应

    E. CBP 可以阻止 ASP 患者病情由 MODS 向 SIRS 方向发展

66. 连续性血液净化的监测中**错误**的是
    A. 动脉压力(PA)正常情况下大于 –200mmHg,低于此值则需要干预
    B. 滤器入口压力(PF)不仅是压力检测指标,还是安全性检测指标
    C. 静脉压(PV)指血液流回体内的压力,通常为负值
    D. 在血流量不变的情况下,滤器压力降(PFD)的变化反映了滤器的凝血情况
    E. 最重要的三个体外回路监测,即压力监测、空气监测及漏血监测

67. CBP 治疗中护理正确的是
    A. 对于感染患者要避免 CBP 导致的低体温对病情的掩盖
    B. 每 4h 统计出入总量
    C. CBP 治疗过程中出现仪器报警应及时下机,预防血栓形成
    D. 每日更换导管出口处敷料,用 0.2% 碘伏消毒导管出口处
    E. 为防止意外拔管,CBP 治疗过程中患者均需要使用保护性约束

(68~70 题共用题干)

患者,男,49 岁,体重 70kg。患者因急性出血坏死性胰腺炎、休克入院,急诊行胰腺及胰周坏死组织清除加引流术,术后给予腹腔双套管灌洗引流,收入 ICU。查体:T 38.4℃,P 134 次/min,R 32 次/min,BP 68/50mmHg。

68. 经抗休克、抗感染等治疗后,该患者血流动力学稳定,进行肠外营养支持,早期每日能量的供给应控制于
    A. 700~875kcal　　　　B. 875~1 050kcal　　　　C. 1 050~1 400kcal
    D. 1 400~1 750kcal　　E. 1 750~2 250kcal

69. 患者肠外营养第 7 天时体温突然上升,应重点排查
    A. 腹腔引流不畅　　　B. 导管相关血流感染　　C. 胰腺炎加重
    D. 合并坠积性肺炎　　E. 合并尿路感染

70. 患者治疗 10d 后病情稳定,血淀粉酶恢复正常,肠麻痹消失,考虑开始给予肠内营养支持,正确的营养输入途径是
    A. 经空肠造瘘管　　　B. 经胃造瘘管　　　　　C. 经口腔进食
    D. 经鼻胃管　　　　　E. 经胃十二指肠管

三、简答题

1. 简述气管切开术的术中配合要点。
2. 简述体外膜肺氧合的适应证。
3. 简述连续性血液净化治疗技术的特点。
4. 简述连续性血液净化治疗中深静脉置管常见的并发症及预防护理要点。
5. 简述常用镇痛药物的分类。
6. 简述危重患者镇静的常规护理。
7. 简述肠内营养支持的供给途径、供给方式。
8. 简述肠外营养支持的供给途径、供给方式。

四、病例分析题

1. 患者,男,70 岁,因反复咳嗽、咳痰 5d,畏寒、发热伴气促 3d 入院。查体:T 38.5℃,HR 96 次/min,R 40 次/min,BP 130/90mmHg,[去甲肾上腺素 0.15μg/(kg·min)],SpO_2 70%,烦躁,发绀明显,双肺呼吸音粗,双肺可闻及大量干、湿啰音。患者行气管插管后呼吸机辅助呼吸,模式 SIMV+PCV,RR 16 次/min,PC 15cmH$_2$O,PEEP 12cmH$_2$O,FiO_2 100%,氧合指数 90,SpO_2 68%,立即给予俯卧位通气,氧合无改善。
    (1) 对该患者可进一步采取什么生命支持治疗方法?
    (2) ECMO 护理注意事项有哪些?

2. 患者,女,40岁。患者因尿频、尿痛21d,血尿17d入院。查体:BP 115/80mmHg,P 119次/min,R 30次/min,氧饱和度94%,神志清。实验室检查:血钾6.7mmol/L。初步诊断为先天性多囊肾。收治入院,拟行连续性血液净化(CBP)治疗。

(1) 该患者在治疗中体外回路监测要点有哪些?

(2) 在连续性血液净化治疗过程中如何对患者进行容量管理?

3. 患者,男,45岁,因车祸伤4h、昏迷1h入院。患者4h前发生车祸伤,左额部血肿,左股骨骨折;伤时神志清楚,逐步出现剧烈头痛,呕吐,进行性意识障碍,昏迷,遂急诊入院。查体:昏迷,瞳孔不等大,左侧1mm,右侧3mm,生命体征平稳,GCS评分3分。CT提示:左侧额颞叶部头皮裂伤,左颅顶骨线性骨折伴巨大硬脑膜外血肿,左侧大脑半球受压,脑室受压、脑池变小,中线结构右移;左股骨骨折。诊断为"重型颅脑损伤,左硬脑膜外血肿,脑疝;左股骨骨折"。急诊手术行"钻孔血肿引流术及左股骨切开复位术"。术后带呼吸机及硬脑膜外引流管入ICU。患者瞳孔等大,意识障碍减轻,呼之能应,出现烦躁,GCS评分8分,行颅内压监测及控制颅内压、维护内环境稳定等治疗。

(1) 该患者是否需要进行镇痛镇静? 其意义何在?

(2) 对该患者实施镇痛镇静过程中需采取哪些护理措施?

【参考答案】

一、名词解释

1. 机械通气(MV)是借助呼吸机建立气道口与肺泡间的压力差,给呼吸功能不全的患者以呼吸支持,即利用机械装置来代替、控制或改变自主呼吸运动的一种通气方式。

2. 体外膜肺氧合(ECMO)是一种对心脏功能循环或肺脏呼吸衰竭的患者,通过机械装置进行持续体外心肺功能支持的技术。

3. 连续性血液净化(CBP)是用净化装置通过体外循环方式,连续、缓慢清除体内代谢产物、异常血浆成分以及蓄积在体内的药物或毒物,以纠正机体内环境紊乱的一组治疗技术。

4. 镇痛镇静治疗特指应用药物手段和非药物手段以消除患者疼痛,减轻患者焦虑和躁动的治疗。

二、选择题

1. B	2. D	3. D	4. E	5. C	6. C	7. C	8. D	9. A	10. A
11. C	12. A	13. B	14. E	15. A	16. D	17. C	18. D	19. A	20. E
21. D	22. C	23. A	24. D	25. D	26. E	27. A	28. D	29. D	30. B
31. A	32. C	33. D	34. C	35. C	36. C	37. E	38. E	39. B	40. D
41. C	42. B	43. C	44. E	45. E	46. C	47. B	48. E	49. A	50. C
51. C	52. E	53. C	54. A	55. B	56. B	57. E	58. D	59. A	60. D
61. B	62. D	63. C	64. D	65. C	66. C	67. A	68. D	69. B	70. A

三、简答题

1. **气管切开术的术中配合要点** ①协助患者取仰卧位,肩下垫枕,使患者头部充分后仰,尽量让口、咽、气管在同一直线上,术前3~5min遵医嘱静脉内给予镇静、镇痛药物,适当约束患者双上肢。②术前清除患者气管插管、口、鼻腔内分泌物,并提高吸氧或呼吸机供氧浓度,提高机体的氧储备能力。③术中密切观察患者的心率、呼吸、血压、血氧饱和度,配合医生及时抽吸切口处的渗血。如患者是从气管插管替换为气管切开,需配合医生准备注射器为气管插管气囊放气,松开固定气管插管的胶布及绑带,并根据指令,在其置入气管套管的同时配合医生边吸痰边拔除原气管插管。④操作中注意观察患者生命体征变化,如出现循环不稳定,应及时向医生汇报,并遵医嘱予以扩容、增加血管活性药物用量等。

2. **体外膜肺氧合的适应证**

(1) 循环支持:①各种原因引起的心搏骤停;②急性心肌梗死、急性心肌炎等引起的急性严重心功能衰竭;③心脏手术后暂时性心脏功能障碍;④安装人工心脏、心脏移植术前过渡。

(2) 呼吸支持：①急性呼吸窘迫综合征；②急性肺栓塞和气道梗阻；③感染、误吸、淹溺、外伤、吸入有毒气体等导致的急性严重呼吸功能衰竭。

(3) 其他：器官移植前后心肺功能的替代支持、供体脏器支持等。

3. 连续性血液净化(CBP)治疗技术的特点　连续性血液净化是用净化装置通过体外循环方式，连续、缓慢清除体内代谢产物、异常血浆成分以及蓄积在体内的药物或毒物，以纠正机体内环境紊乱的一组治疗技术。相对于间歇性血液透析(IHD)而言，CBP 在维持血流动力学稳定、有效清除中大分子、改善炎症状态、精确控制容量负荷、调节免疫功能、纠正电解质紊乱、维持酸碱平衡及提供充分的营养支持方面具有优势，在临床危重症救治中发挥着重要作用。

4. 连续性血液净化治疗中深静脉置管常见的并发症及预防护理要点　连续性血液净化治疗过程中出血、血栓及感染是常见置管并发症。出血是深静脉置管早期并发症，常与置管导致的机械性损伤相关。最常见的是置管局部的出血及血肿，一旦出现应及时按压穿刺部位，按压时间通常为 15min。血栓是深静脉置管长期并发症。一旦确诊血栓形成，则需根据导管种类、血栓部位、特点，选择纤溶酶原激活剂封管、原位换管或拔管后重新置管等不同处理方式。局部感染是严重的并发症。体外循环可成为细菌感染源，管道连接处、取样处和管道外露部分是细菌侵入的部位。因此，操作时需高度谨慎，严格执行无菌技术，避免打开管道留取血标本，避免出血和血肿，防止导管相关血流感染。一旦发生感染，均应在采集标本培养后，根据病原学尽早抗感染治疗，必要时拔管或换管。

5. 常见镇痛药物的分类　①非甾体抗炎药：常用药物包括阿司匹林、布洛芬等；②阿片类镇痛药：常用药物包括吗啡、芬太尼、舒芬太尼、哌替啶等；③非阿片类镇痛药：代表药物曲马多，是一种中枢镇痛药；④局麻类镇痛药：主要药物包括利多卡因、布比卡因等。

6. 危重患者镇静的常规护理　危重患者镇静应遵医嘱给予镇静药物，并加强对患者精神心理的支持和安慰。镇静治疗开始后，应加强基础护理。①确保安全：患者自我防护能力减弱甚至消失，护士应谨慎操作，确保患者安全；②做好呼吸道管理：患者咳嗽排痰能力减弱，尤其是呼吸机支持呼吸的患者，应定时评估呼吸道分泌物和肺部呼吸音情况；③预防压力性损伤：患者自动调整体位的能力减弱或消失，应为患者定时翻身，预防压力性损伤。

7. 肠内营养支持的供给途径、供给方式　①供给途径：采用鼻胃管、鼻空肠管、经皮内镜下胃造瘘、经皮内镜下空肠造瘘、术中胃/空肠造瘘等途径；②供给方式：一次性推注、间歇重力输注、持续输注。

8. 肠外营养支持的供给途径、供给方式　①供给途径：包括经中心静脉营养和经外周静脉营养两种途径；②供给方式：对于危重症患者建议采用全合一输注方式。

四、病例分析题

1. (1) 对该患者可进一步采取 ECMO 治疗。

(2) ECMO 护理注意事项

1) 循环系统监护：持续心电、有创血压、中心静脉压、血氧饱和度、电解质、出入量、体温监测；使用微量泵静脉输注血管活性药物，根据病情调节剂量，观察尿量及颜色。

2) 呼吸系统监护：每 2~4h 检测动脉血气 1 次；呼吸机设置在正常范围的最小参数，使肺得到充分的休息，并根据血气分析结果及时调整呼吸机各项参数；采用密闭式吸痰，保持呼吸道通畅；定期复查胸部 X 线片，了解肺部情况。

3) ECMO 系统检测：①灌注量监测。需严密监测灌注量，防止灌注量过低而发生并发症。②氧合器监测。观察氧合器进出两端血液颜色的变化，如发现两端颜色为暗红色时及时通知医生，采集两端血标本做血气分析。③管道护理。定时检查管道各接口是否妥善固定，保持管道功能位。④每小时记录离心泵头转速及血流速，观察泵前压力及泵后压力。

4) 并发症的预防：出血、栓塞、感染、肢体缺血性损伤、肾功能不全都是可能出现的并发症，因此应定时做凝血常规检查，严密观察动静脉穿刺部位及全身出血情况；每小时观察并记录四肢动脉尤其是足背动脉搏动情况，皮肤温度、颜色、有无水肿等情况，评估患者意识情况，防止脑血栓发生。

2. (1) 该患者在治疗中体外回路监测包括压力监测和安全监测。

1) 压力监测:CBP 治疗中直接监测的压力包括动脉压(PA)、静脉压(PV)、滤器入口压力(PF)、废液压(PE)等。通过直接测量的值计算的压力参数,包括跨膜压(TMP)、滤器压力降(PFD)。这些压力的动态变化可以反映体外循环的运行状况,连续观察和记录这些压力值的变化并采取动态调整措施是保证体外循环安全的重要方面。

2) 安全监测:包括空气监测和漏血监测。血液在回到体内时须经空气捕获器消除空气,同时须经过空气探测器,保证血液中不含空气才能回到体内。CBP 机器在超滤液回路上设置有漏血探测器,通过测定超滤液的透明度或颜色改变来监测血细胞含量,从而实现漏血监测。

(2) 连续性血液净化治疗的容量管理分为两个部分:一方面,CBP 超滤出的废液量及补充的置换液和/或透析液需保持精确的平衡,这主要由 CBP 使用的机器本身来管理;另一方面,需要根据患者的容量状态及血流动力学水平调整超滤量,改善患者的容量状态。在 CBP 治疗中需要根据患者心、肺、肾的功能和状态制订相应的计划,正确设置血流量、每小时脱水量、置换液流速率等,每小时统计出入总量,根据病情及血流动力学监测指标及时调节各流速,保持出入液量动态平衡。

3. (1) 该患者有必要进行镇痛镇静。首先,患者发生重型颅脑损伤及股骨骨折,存在疼痛引起心理创伤和情绪异常的病理生理基础,镇痛镇静对患者的舒适和避免创伤性应激综合征有益。其次,根据患者治疗的需要,重型颅脑损伤需要进行颅内压监测,并观察硬脑膜外引流物的量和性状,患者有误拔引流管风险,故需要镇痛镇静。此外,患者重型颅脑损伤,需要进行呼吸机支持维持充分氧供,并且病程中若出现颅内压增高、脑疝风险,则可能需要调节呼吸机参数,短时间内行过度换气,降低 $PaCO_2$,收缩脑血管,降低颅内压;若出现人机对抗,则会使呼吸机治疗难以进行,故需要镇痛镇静。

(2) 在对该患者进行镇痛镇静时,护士应实施以下护理措施:①根据医嘱准确使用镇痛镇静药物。②根据医嘱准确执行镇静策略,如持续镇静间断唤醒策略。③持续监测患者的镇痛镇静效果,注意药物对意识状态的影响。④镇痛镇静期间,患者自我防护能力减弱甚至消失,护士应谨慎操作,确保患者安全。患者自动调整体位的能力减弱或消失,应为患者定时翻身,预防压力性损伤。⑤镇痛镇静影响患者的排痰能力,需要护士执行细致的气道管理策略,按需吸痰,并警惕吸痰可能引起的颅内压增高。⑥当病情不再需要时,遵医嘱及时终止镇痛镇静治疗,患者苏醒期间注意保护患者安全。

(成守珍　高明榕　黄素芳　周　敏　李文涛)

第十三章　多器官功能障碍

【重点和难点解析】

学习重点:

1. 急性呼吸窘迫综合征(ARDS)、脓毒症和多器官功能障碍综合征的概念。
2. 急性呼吸窘迫综合征、脓毒症和多器官功能障碍综合征的病情评估、急救与护理。

学习难点:

1. 急性呼吸窘迫综合征、脓毒症和多器官功能障碍综合征的病因和发病机制。
2. 急性呼吸窘迫综合征、脓毒症和多器官功能障碍综合征的病情评估。

【课后复习题】

一、名词解释

1. 急性呼吸窘迫综合征
2. 脓毒症

3. 脓毒症休克

4. 多器官功能障碍综合征

二、选择题

(一) A₁型题

1. ARDS 的病理基础是

　　A. 肺泡-毛细血管损伤　　　　B. 肺不张　　　　　　　C. 肺泡膜通透性增加

　　D. 肺泡表面活性物质破坏　　　E. 低氧血症

2. ARDS 特征性临床表现是

　　A. 呼吸困难、低氧血症、肺炎

　　B. 呼吸增快、低氧血症、肺内渗出

　　C. 呼吸窘迫、低氧血症、肺不张

　　D. 呼吸增快、低氧血症、双肺弥漫性渗出

　　E. 呼吸窘迫、难治性低氧血症、双肺弥漫性渗出

3. ARDS 特征性、标志性的病理变化是

　　A. 肺部病变均一性　　　　　　B. 病理改变不均一性　　C. 肺部病变不均一性

　　D. 病变部位不均一性　　　　　E. 病理过程不均一性

4. 影响 ARDS 患者机械通气治疗策略顺利实施的原因是

　　A. 肺部感染严重　　　　　　　B. 顽固性低氧血症　　　C. 肺不张

　　D. 肺部病变的不均一性　　　　E. 肺内渗出

5. 关于 ARDS 的病理生理学改变,正确的是

　　A. 肺容积增加　　　　　　　　B. 肺容积降低　　　　　C. 肺顺应性增加

　　D. 通气血流比例失调　　　　　E. 肺动脉压降低

6. 有关 ARDS 患者的临床表现,应**除外**

　　A. 进行性呼吸增快

　　B. 呼吸窘迫

　　C. 常规鼻导管或面罩吸氧无法缓解缺氧症状

　　D. 口唇及指甲发绀

　　E. 端坐呼吸

7. 对 ARDS 患者实施机械通气支持治疗时,应限制气道平台压力**不超过**

　　A. $20cmH_2O$　　　　　　　　B. $25cmH_2O$　　　　　C. $30cmH_2O$

　　D. $35cmH_2O$　　　　　　　　E. $40cmH_2O$

8. 对 ARDS 患者实施机械通气支持治疗时,使用呼吸末正压通气(PEEP)的目的,应**除外**

　　A. 扩张肺泡　　　　　　　　　B. 增加肺内渗出　　　　C. 改善肺顺应性

　　D. 改善通气血流比例失调　　　E. 提高氧合

9. 关于 ARDS 患者的液体治疗,正确的是

　　A. 积极进行液体复苏　　　　　B. 维持液体正平衡　　　C. 处于轻度液体负平衡

　　D. 严格限制液体摄入　　　　　E. 维持液体零平衡

10. ARDS 患者使用机械通气时,宜将潮气量设置为

　　A. 5ml/kg 理想体重　　　　　B. 6ml/kg 理想体重　　　C. 7ml/kg 理想体重

　　D. 8ml/kg 理想体重　　　　　E. 9ml/kg 理想体重

11. ARDS 患者液体负平衡应维持在

　　A. −300~−200ml/d　　　　　B. −500~−300ml/d　　　C. −1 000~−500ml/d

　　D. −1 200~−1 000ml/d　　　　E. −1 500~−1 200ml/d

12. 为 ARDS 患者实施俯卧位通气,其主要作用**不包括**
    A. 提高胸膜腔压力梯度
    B. 减轻心脏对肺的压迫效应,促进重力依赖区肺泡复张
    C. 改善通气血流比例失调,进而改善氧合
    D. 俯卧位可促进肺内分泌物引流,利于控制肺部感染
    E. 改善重度 ARDS 患者的氧合

13. ARDS 病理分期分为渗出期、增生期和纤维化期,以下说法正确的是
    A. 三个阶段相互关联,但无重叠
    B. 渗出期发生在发病后 24~96h
    C. 增生期发生在发病后 7~10d
    D. 渗出期主要表现为Ⅱ型肺泡上皮细胞大量增生,肺泡膜增厚
    E. 纤维化期主要特点是毛细血管内皮细胞损伤,导致血管内液体漏出,形成肺水肿

14. ARDS 与心源性肺水肿的鉴别诊断中,说法正确的是
    A. ARDS 的发病机制主要为肺毛细血管静水压升高
    B. ARDS 起病较急,心源性肺水肿起病较缓
    C. ARDS 患者的痰液性质为粉红色泡沫痰
    D. ARDS 患者痰液内蛋白含量高
    E. ARDS 患者的体位需保持端坐呼吸

15. 脓毒症的主要病因是
    A. 感染   B. 创伤   C. 糖尿病
    D. 休克   E. 大手术

16. 引起医院获得性脓毒症的细菌主要是
    A. 革兰氏阳性菌   B. 革兰氏阴性菌   C. 金黄色葡萄球菌
    D. 念珠菌   E. 霉菌

17. 用于初步判断脓毒症的 qSOFA 评估包括
    A. 平均动脉压 <50mmHg,呼吸≥22 次/min,Glasgow 评分 <15 分
    B. 收缩压≤100mmHg,呼吸≥22 次/min,Glasgow 评分 <15 分
    C. 血小板计数 $<150 \times 10^3/\mu l$,收缩压≤100mmHg,胆红素 >200μmol/L
    D. $PaO_2/FiO_2 \geqslant 400$,血小板计数 $<150 \times 10^3/\mu l$,尿量 <500ml/d
    E. 平均动脉压 <50mmHg,尿量 <500ml/d,$PaO_2/FiO_2 \geqslant 400$

18. MODS 通常最先累及的器官是
    A. 脑   B. 心   C. 肺   D. 肾   E. 肝

19. 关于 MODS 的描述正确的是
    A. 凡有 2 个或 2 个以上的重要器官功能衰竭即是 MODS
    B. 肝脏通常是首发受累器官
    C. 全身性炎症反应只表现为感染而与损伤无关
    D. 肠道细菌/毒素移位可触发全身炎症反应,但不会导致 MODS
    E. 发生功能障碍或衰竭的器官往往不是原发致病因素直接损害的器官

20. MODS 病程一般为
    A. 14~21d   B. 7~14d   C. 1~7d
    D. 28~35d   E. 21~28d

21. MODS 一般经历的 4 个期为
    A. 休克、感染、高分解代谢状态和器官功能衰竭

B. 感染、复苏、高分解代谢状态和器官功能衰竭

C. 休克、复苏、高分解代谢状态和器官功能障碍

D. 感染、休克、高分解代谢状态和器官功能衰竭

E. 休克、复苏、高分解代谢状态和器官功能衰竭

22. MODS 发病机制中**不包括**

A. 组织缺血-再灌注损伤　　　　B. 肠道细菌/毒素移位　　　　C. 全身炎症反应失控

D. 基因调控　　　　　　　　　E. 细胞程序化凋亡

23. 关于《2008 年成人严重脓毒症与脓毒症休克治疗指南》提出液体复苏的早期目标导向治疗,以下正确的是

A. 平均动脉压≥80mmHg　　　　　　　B. CVP 20mmHg

C. 中心静脉血氧饱和度(ScvO$_2$)≥90%　　D. 尿量≥0.5ml/(kg·h)

E. HR≤100 次/min

24. 以下患者中,最有可能发生 MODS 的是

A. 28 岁患者,系统性红斑狼疮,因车祸造成桡骨骨折入院

B. 48 岁患者,COPD,因支气管炎入院

C. 60 岁患者,冠心病,因不稳定型心绞痛入院

D. 82 岁患者,2 型糖尿病,因酮症酸中毒入院

E. 30 岁患者,既往体健,因肾盂肾炎入院

25. 以下导致 MODS 发生的常见原因,应**除外**

A. 严重感染　　　　　　　　B. 休克　　　　　　　　C. 严重创伤

D. 重症胰腺炎　　　　　　　E. 单纯性阑尾炎

26. 关于 ARDS 患者吸入 NO 的护理,正确的是

A. 当 NO 钢瓶压力表读数低于 5MPa 时,立即更换 NO 钢瓶

B. 当 NO 钢瓶压力表读数低于 1MPa 时,立即更换 NO 钢瓶

C. 每日查看 NO 钢瓶的压力表数值

D. 根据动脉血压及时调整 NO 吸入浓度

E. 监测碳氧血红蛋白和二氧化氮(NO$_2$),及时调整 NO 吸入策略

27. 以下可以诊断为脓毒症的是

A. 有细菌学证据,同时 SOFA 评分≥2

B. 有感染灶,同时 SOFA 评分≥2

C. 有细菌学证据,同时 SOFA 评分增加值≥2

D. SOFA 评分增加值≥2

E. 无细菌学或可疑感染灶,但 SOFA 评分增加值≥2

28. 拟诊为脓毒症休克,进行初始复苏,需在 3h 内输注的晶体溶液至少为

A. 15ml/kg　　　　　　　B. 20ml/kg　　　　　　　C. 25ml/kg

D. 30ml/kg　　　　　　　E. 35ml/kg

29. 脓毒症休克患者首选的血管加压药是

A. 肾上腺素　　　　　　　B. 去甲肾上腺素　　　　　　　C. 多巴胺

D. 血管升压素　　　　　　E. 多巴酚丁胺

30. 脓毒症或脓毒症休克患者经验性抗感染治疗最佳时间应在入院后或判断脓毒症以后多少时间内实施

A. 1h　　　　　　　B. 2h　　　　　　　C. 3h

D. 4h　　　　　　　E. 6h

（二）A₂ 型题

31. 患者，男，45 岁。患者因重物击中胸部急诊收入院治疗，诊断为"肺挫伤"。入院第 2 天，患者出现进行性呼吸增快，呼吸频率 25~50 次/min，出现呼吸困难、口唇发绀。血气分析：PaO_2 52mmHg。胸部 X 线检查：双肺斑片状浸润影。患者由鼻导管吸氧改成面罩吸氧，症状无改善。结合病史及临床表现，该患者最可能出现了

    A. 肺水肿   B. ARDS   C. 重症肺炎

    D. 肺不张   E. 肺纤维化

32. 患者，男，60 岁，以"ARDS"急诊收入院，予以床旁气管插管后行呼吸机通气支持。为改善患者氧合状况，遵医嘱行俯卧位通气。关于该患者的俯卧位通气，正确的是

    A. 俯卧位时腹部垫枕，减轻胸部受压

    B. 鼻饲后可立即进行翻身俯卧位

    C. 翻身前足跟部贴减压贴，避免俯卧位时造成足跟压力性损伤

    D. 2 人协作把患者翻身成俯卧位

    E. 翻身前妥善固定气管插管导管，避免翻身时牵拉脱落

33. 患者，女，43 岁，以脓毒症休克收入 ICU 治疗，行床旁血糖检测。患者血糖为 13.2mmol/L，遵医嘱予以胰岛素 50U+ 生理盐水至 50ml，以 2ml/h 泵入。关于该患者的血糖控制目标，正确的是

    A. 2~4mmol/L   B. 4~6mmol/L   C. 6~8mmol/L

    D. 8~10mmol/L   E. 10~12mmol/L

34. 患者，男，56 岁，因"左足部包块 1 周"就诊入院。1 周前，患者在左足背发现一 1cm×1cm 包块，质硬，发红，皮温高，后观察到包块进行性长大。3d 前患者开始发热，1h 前患者出现意识障碍，家属送入院就诊。查体：精神萎靡，嗜睡，T 39.2℃，P 109 次/min，R 28 次/min，BP 92/68mmHg。左足背有一 5cm×5cm 突起包块，皮肤发红，皮温高，有波动感。对于该患者首要的处置措施是

    A. 超声检查左足背包块，明确性质   B. 吸氧，改善患者呼吸状况

    C. 手术切开足部包块   D. 物理降温

    E. 建立静脉通路，实施液体复苏

（三）A₃ 型题

（35~37 题共用题干）

患者，男，52 岁，体重 60kg，因"发热 3d，咳嗽、咳痰 2d，进行性呼吸增快伴呼吸困难 2h"急诊收入院。查体：意识清楚，口唇发绀，呼吸困难明显，T 39.2℃，P 108 次/min，R 52 次/min，BP 134/89mmHg；双肺可闻及湿啰音。血气分析：pH 7.38，PaO_2 51mmHg，$PaCO_2$ 15mmHg，HCO_3^- 16mmol/L。诊断"ARDS"，立即予以床旁气管插管后行呼吸机通气支持。

35. 该患者血气分析结果提示目前的酸碱状态为

    A. 代谢性酸中毒   B. 代谢性碱中毒   C. 呼吸性酸中毒

    D. 呼吸性碱中毒   E. 代谢性酸中毒合并呼吸性碱中毒

36. 入院第 1 天，该患者的液体出量是 2 500ml，则第 2 天的液体入量是

    A. 3 500ml   B. 3 000ml   C. 2 500ml

    D. 2 000ml   E. 1 000ml

37. 为该患者实施气管插管机械通气治疗，合适的潮气量设置是

    A. 180ml   B. 240ml   C. 300ml

    D. 360ml   E. 420ml

（38~40 题共用题干）

患者，男，67 岁，因发热 7d，咳嗽、咳痰 6d，呼吸困难、意识障碍 1h 就诊。查体：意识模糊，皮肤湿冷，T 38.9℃，P 112 次/min，R 28 次/min，BP 82/54mmHg，SpO_2 86%。实验室检查：WBC $16×10^9$/L。胸部 X 线检

查:双肺斑片状阴影。血气分析:pH 7.28,PaO_2 57mmHg,$PaCO_2$ 38mmHg,HCO_3^- 19mmol/L,BE −8mmol/L,乳酸 4.3mmol/L。

38. 该患者最可能的诊断是

    A. 肺部感染　　　　　　　　B. 脓毒症　　　　　　　　C. 肺水肿

    D. ARDS　　　　　　　　　E. 脓毒症休克

39. 对该患者首要的处置措施是

    A. 物理降温,吸氧　　　　　　　　　　　　B. 建立静脉通路,使用抗生素

    C. 建立静脉通路,进行液体复苏,吸氧　　　D. 建立静脉通路,使用血管活性药物

    E. 留置导尿管,观察尿量

40. 该患者血气分析结果提示

    A. 重度低氧血症,呼吸性碱中毒　　　　　B. 中度低氧血症,代谢性碱中毒

    C. 轻度低氧血症,代谢性酸中毒　　　　　D. 重度低氧血症,代谢性碱中毒

    E. 中度低氧血症,代谢性酸中毒

(四) A_4 型题

(41~44 题共用题干)

患者,女,52 岁,因双下肢车祸伤,失血性休克急诊入院。经积极抗休克和急诊手术处理,术后患者病情趋于稳定,T 37.6℃,HR 86 次/min,R 18 次/min,BP 118/78mmHg,鼻导管吸氧 3L/min,SpO_2 98%。

41. 术后第 2 天,患者首先出现进行性呼吸增快,随后出现呼吸困难、呼吸窘迫和口唇发绀,血气分析提示 PaO_2 56mmHg;加大吸氧浓度和更换面罩吸氧,患者症状和体征不改善。该患者目前最可能的诊断是

    A. ARDS　　　　　　　　　B. 肺部感染　　　　　　　C. 肺栓塞

    D. 肺气肿　　　　　　　　　E. 气胸

42. 针对患者目前情况,首要的处置措施是

    A. 保持呼吸道通畅　　　　B. 解痉平喘　　　　　　C. 气管插管进行机械通气治疗

    D. 进行胸部 X 线检查　　　E. 留取痰标本,明确病原菌

43. 针对患者目前情况,医生行床旁经口气管插管,呼吸机支持。为促使肺泡扩张,以下措施正确的是

    A. 增加潮气量　　　　　　B. 增加呼吸机支持频率　　C. 增加吸气压力

    D. 使用 PEEP　　　　　　 E. 增加吸氧浓度

44. 机械通气治疗后患者 PaO_2 改善不明显,拟行俯卧位通气治疗。关于该患者的俯卧位通气治疗,正确的是

    A. 俯卧位通气没有禁忌证,机械通气患者都可以实施

    B. 为保持气道通畅,需保持患者头偏向同一侧

    C. 俯卧位时保护额部、眼部、鼻部、胸部、膝部和足尖等部位,避免压力性损伤

    D. 每日俯卧位 3~4 次

    E. 每次俯卧位时间 4~6h

(45~48 题共用题干)

患者,男,58 岁,因"肠梗阻"在全麻下行"剖腹探查,肠吻合术"。术毕患者带气管插管导管、胃管、尿管和腹腔引流管返回 ICU,次日拔除气管插管导管,予以鼻导管吸氧。术后第 4 天,患者出现高热,诉腹胀、腹痛,腹腔引流管引出脓性混浊液。查体:意识清楚,T 39.8℃,P 116 次/min,R 28 次/min,BP 98/57mmHg。实验室检查:WBC 17 × 10^9/L。医生初步诊断为脓毒症。

45. 该脓毒症患者高度可疑的感染灶是

    A. 腹腔感染　　　　　　　B. 尿路感染　　　　　　　C. 肠道感染

    D. 肺部感染　　　　　　　E. 伤口感染

46. 目前首要的护理措施是
    A. 吸氧　　　　　　　　　　B. 物理降温　　　　　　　　C. 液体复苏
    D. 留取引流液进行细菌培养　　E. 止痛

47. 经积极处置,患者血压改善不明显,需使用血管活性药物,以下最可能使用的药物是
    A. 肾上腺素　　　　　　　　B. 多巴胺　　　　　　　　　C. 多巴酚丁胺
    D. 去甲肾上腺素　　　　　　E. 酚妥拉明

48. 关于该患者的抗感染治疗,正确的措施是
    A. 留取引流液标本进行病原学检测
    B. 留取血培养标本进行病原学检测
    C. 获得病原学检测结果后根据病原学检测结果进行抗感染治疗
    D. 判断为脓毒症后 6h 内给予抗感染治疗
    E. 为避免细菌耐药产生,推荐经验性使用窄谱抗菌药物

三、简答题

1. 简述 ARDS 患者的急救护理要点。
2. 简述俯卧位通气患者的护理要点。
3. 简述脓毒症的临床表现。
4. 简述脓毒症早期液体复苏原则。
5. 简述脓毒症与脓毒症休克的液体复苏策略。

四、病例分析题

1. 患者,女,28 岁,因腹痛、腹胀 1d,加重 3h,伴呼吸困难、意识障碍 30min 就诊。1d 前患者大量饮酒后出现腹痛、腹胀,到社区医院就诊,具体治疗用药不详。治疗后症状未缓解,3h 前患者腹痛、腹胀加重,30min 前出现进行性呼吸增快、呼吸困难、意识障碍。查体:T 37.8℃,P 114 次/min,R 39 次/min,BP 118/82mmHg,SpO$_2$ 88%,意识模糊,口唇发绀,偶有躁动,腹胀明显,肠鸣音减弱。实验室检查:血淀粉酶 2 050U/L,血肌酐 372μmol/L,血尿素氮 18.0mmol/L,ALT 118U/L,AST 168U/L,总胆红素 44.3μmol/L,非结合胆红素 32.2μmol/L,白蛋白 29.8g/L。血气分析:pH 7.28,PaO$_2$ 57mmHg,PaCO$_2$ 36mmHg,HCO$_3^-$ 19mmol/L,BE −8mmol/L。

    (1) 该患者目前的诊断是什么? 依据有哪些?
    (2) 目前主要的急救护理措施有哪些?
    (3) 为进一步明确诊断和评估病情,还需做哪些辅助检查?
    (4) 对该患者的器官功能应进行哪些评估和监测?

2. 患者,女,47 岁,因左腰部疼痛伴血尿 10d,加重伴呼吸困难 8d 收入 ICU。入院前 10d,患者无明显诱因出现左腰部隐痛不适,伴肉眼血尿。8d 前,患者左腰部疼痛、血尿症状加重,伴发热、恶心呕吐、腹泻,于当地医院住院治疗,住院期间出现呼吸困难、氧饱和度进行性下降,行气管插管呼吸机辅助呼吸,为求进一步诊治转院治疗。查体:T 38.9℃,HR 115 次/min,R 31 次/min,BP 86/45mmHg,SpO$_2$ 99%,昏迷,双肺呼吸音粗,双下肺可闻及湿啰音,触诊全腹柔软。X 线检查:双肺散在斑片、磨玻璃影及结节影,双侧胸腔少量积液,心包少许积液。CT 检查:左肾周筋膜、桥隔增厚,左肾盏及输尿管上段壁稍增厚、毛糙,多系感染性病变。实验室检查:WBC 15.72×10^9/L,中性粒细胞占比 0.82;C 反应蛋白 59.80mg/L,降钙素原 6.81ng/ml;pH 7.38,PaO$_2$ 56.1mmHg,PaCO$_2$ 31.3mmHg,HCO$_3^-$ 20.0mmol/L,BE −3.6mmol/L;胆红素 51.2μmol/L,AST 66U/L,ALT 107U/L,白蛋白 30.5g/L,葡萄糖 17.0mmol/L;尿素氮 14.3mmol/L,血清肌酐 123μmol/L;肌酸激酶 455U/L,乳酸脱氢酶 536U/L,羟丁酸脱氢酶 380U/L;钠 158.7mmol/L,钾 2.96mmol/L;凝血酶原时间 16.4s,凝血酶时间 24.4s,纤维蛋白原 4.83g/L,D-二聚体 24.13mg/L(FEU)。

    (1) 该患者目前的诊断是什么? 依据有哪些?
    (2) 目前主要的急救护理措施有哪些?

(3) 对该患者的器官功能应进行哪些监测与护理?

【参考答案】

一、名词解释

1. 急性呼吸窘迫综合征指由各种肺内和肺外损伤因素直接或间接打击引起急性弥漫性肺损伤,以及进而导致的急性呼吸衰竭。

2. 脓毒症指机体对感染的反应失调而导致危及生命的器官功能障碍。

3. 脓毒症休克指经充分液体复苏,仍需要升压药物维持平均动脉压 >65mmHg,并且血乳酸浓度 >2mmol/L 的脓毒症患者所处的状态。

4. 多器官功能障碍综合征指在多种急性致病因素所致机体在原发病变的基础上,相继出现 2 个或 2 个以上器官同时或序贯出现的可逆性功能障碍的临床综合征。

二、选择题

1. A　2. E　3. C　4. D　5. B　6. E　7. C　8. B　9. C　10. B
11. C　12. A　13. B　14. D　15. A　16. B　17. B　18. C　19. E　20. A
21. E　22. E　23. C　24. D　25. E　26. B　27. D　28. E　29. D　30. A
31. B　32. E　33. D　34. E　35. E　36. D　37. D　38. B　39. C　40. E
41. A　42. D　43. D　44. A　45. A　46. C　47. D　48. B

三、简答题

1. ARDS 患者的急救护理要点　①监测生命体征:严密监测患者体温、心率、呼吸、血压、氧饱和度、意识等,发现异常改变及时报告医生;②保持呼吸道通畅:观察患者呼吸状况,评估呼吸道通畅情况,对不能维持呼吸道通畅的患者立即协助医生进行气管插管等;③正确实施氧疗:对轻度 ARDS 患者应立即实施给氧治疗,根据患者氧合水平及其变化情况可选择鼻导管或面罩给氧;④机械通气支持:对常规给氧无效的患者应立即协助医生进行机械通气支持,缓解缺氧,避免出现器官损伤。

2. 俯卧位通气患者的护理要点　①患者安全:在改变患者体位前先观察各项生理指标,选择最适当的翻身方法,确保有足够的人员协助翻身,保证患者安全;②管道护理:改变患者体位时和俯卧位期间妥善固定气管导管等管道,避免发生导管移位;③预防压力性损伤:进行压力性损伤风险评估,对受压部位积极采取减压措施,避免出现压力性损伤。

3. 脓毒症的临床表现　①全身表现:主要表现为发热、寒战、心动过速、呼吸加快等;②感染:出现白细胞计数和分类改变,血清 C 反应蛋白和降钙素原增高;③血流动力学改变:严重时可伴血流动力学改变,如低血压、休克等;④组织灌注变化:组织灌注减少,如意识改变、皮肤湿冷、尿量减少、血乳酸升高等;⑤器官功能障碍:各脏器或系统功能损伤,如呼吸困难、急性少尿、血肌酐或血尿素氮升高、血小板减少、高胆红素血症等。

4. 脓毒症早期液体复苏原则　①脓毒症休克患者的液体复苏应尽早开始;②对脓毒症所致的低灌注,推荐在拟诊为脓毒症休克起 3h 内输注至少 30ml/kg 的晶体溶液进行初始复苏;③完成初始复苏后,评估血流动力学状态以指导下一步的液体使用;④初始液体复苏及随后的容量替代治疗中,推荐使用晶体溶液;⑤推荐去甲肾上腺素作为首选血管加压药。

5. 脓毒症与脓毒症休克的液体复苏策略　①脓毒症和脓毒症休克是临床急症,推荐立即开始治疗与复苏;②对脓毒症所致的低灌注进行液体复苏,需要在起始 3h 内输注至少 30ml/kg 的晶体溶液;③在完成初始液体复苏后,需要反复评估血流动力学状态以指导进一步的液体使用;④如果临床检查无法得出明确的诊断,推荐进一步的血流动力学评估(如评价心功能)以判断休克的类型;⑤建议尽可能使用动态指标而非静态指标来预测液体的反应性;⑥对于需要使用血管活性药物的脓毒症休克患者,推荐初始的目标平均动脉压为 65mmHg;⑦乳酸升高是组织低灌注的标志,对此类患者建议使用乳酸来指导复苏,使其恢复至正常水平。

四、病例分析题

1. (1) 该患者目前的诊断是急性重症胰腺炎、ARDS、呼吸衰竭。急性重症胰腺炎的诊断依据是大量饮酒后腹痛、腹胀,血淀粉酶升高。ARDS 的诊断依据是在原发病急性重症胰腺炎的基础上,短时间内出现进行性呼吸增快、呼吸困难、口唇发绀、低氧血症,氧合指数 271mmHg。呼吸衰竭的诊断依据是患者氧分压为56.1mmHg。

(2) 目前主要的急救护理措施:①监测生命体征。严密监测患者体温、心率、呼吸、血压、脉搏、氧饱和度、意识等,发现异常改变及时报告医生。②保持呼吸道通畅。观察患者呼吸状况,评估呼吸道通畅情况,对不能维持呼吸道通畅的患者立即协助医生进行气管插管等。③正确实施氧疗。对轻度 ARDS 患者应立即实施给氧治疗,根据患者氧合水平及其变化情况可选择鼻导管或面罩给氧。④机械通气支持。对常规给氧无效的患者应立即协助医生进行机械通气支持,缓解缺氧,避免出现器官损伤。

(3) 为进一步明确诊断和评估病情,还需做腹部超声或 CT 评估胰腺状况,胸部 X 线检查评估肺部状况。

(4) 对该患者的器官功能进行的评估和监测:①呼吸功能。监测呼吸频率、动脉血氧分压、动脉血二氧化碳分压、氧合指数、脉搏、氧饱和度等。②循环功能。监测心律、心率、血压等。③神经系统功能:监测意识、瞳孔大小及对光反射等。④胃肠功能。监测肠鸣音、腹胀、胃潴留等。⑤肝功能。监测丙氨酸转氨酶、总胆红素、直接胆红素、白蛋白等。⑥肾功能:监测尿量、血肌酐、血尿素氮等。⑦水电解质酸碱平衡。监测血乳酸、pH、HCO_3^-、电解质、渗透压,监测出入量。

2. (1) 该患者目前的诊断是脓毒症、MODS。脓毒症的诊断依据:有高度可疑的感染灶(肾周感染),SOFA 评分增加值≥2。MODS 的诊断依据:①具有肾周感染诱因;②存在脓毒症的临床表现;③发生脑、肺、肾、肝等器官功能障碍。

(2) 目前主要的急救护理措施:①建立至少两条静脉通路,有条件者协助建立中心静脉通路和有创动脉测压通路,便于进行压力监测、液体复苏和使用血管活性药物;②严密监测患者意识、心率、血压、中心静脉压、尿量等指标,观察患者皮肤、末梢循环状况,及时评估器官灌注改善情况;③保持呼吸道通畅,做好人工气道和机械通气护理;④监测每小时尿量和 24h 出入量;⑤进行物理降温。

(3) 对该患者的器官功能进行的监测与护理:①中枢神经系统功能。观察意识水平、瞳孔大小及对光反射。②呼吸功能。妥善固定气管导管,保持气道通畅,做好人工气道护理;监测呼吸频率、呼吸运动、潮气量、气道压力、氧合状况等,保证呼吸机正常工作。③循环功能。监测患者心电图、血压和外周循环状况,评估心功能和组织灌注情况。④肾功能。监测尿量、尿液性状、血肌酐和血尿素氮,加强尿管护理。⑤胃肠道功能。监测肠鸣音、胃潴留、腹胀、大便情况等。⑥肝功能。监测血清酶学、血清胆红素、血清蛋白水平等。⑦凝血功能。监测血尿情况、皮肤黏膜情况、凝血功能指标等。

(田永明)

［1］沈洪兵,齐秀英.流行病学［M］.9版.北京:人民卫生出版社,2018.

［2］陈孝平,汪建平,赵继宗.外科学［M］.9版.北京:人民卫生出版社,2018.

［3］桂莉,金静芬.急危重症护理学［M］.5版.北京:人民卫生出版社,2022.

［4］桂莉,张波.急危重症护理学实践与学习指导［M］.北京:人民卫生出版社,2017.